Lídia Robert i Faja

Noves teràpies en melanoma

Lídia Robert i Faja

Noves teràpies en melanoma

Inhibició de la via de la MAPK i efectes perifèrics de la inhibició dels moduladors immunes en melanoma metastàtic

PUBLICIA

Impressum / Aviso legal
Bibliografische Information der Deutschen Nationalbibliothek: Die Deutsche Nationalbibliothek verzeichnet diese Publikation in der Deutschen Nationalbibliografie; detaillierte bibliografische Daten sind im Internet über http://dnb.d-nb.de abrufbar.

Información bibliográfica de la Deutsche Nationalbibliothek: La Deutsche Nationalbibliothek clasifica esta publicación en la Deutsche Nationalbibliografie; los datos bibliográficos detallados están disponibles en internet en http://dnb.d-nb.de.

Coverbild / Imagen de portada: www.ingimage.com

Verlag / Editorial:
PUBLICIA
ist ein Imprint der / es una marca de
OmniScriptum GmbH & Co. KG
Bahnhofstraße 28, 66111 Saarbrücken, Deutschland / Alemania
Email / Correo Electrónico: info@omniscriptum.com

Herstellung: siehe letzte Seite /
Publicado en: consulte la última página
ISBN: 978-3-8416-8184-3

Zugl. / Aprobado por: Barcelona, Universidad Autonoma de Barcelona, Tesis, 2015

INDEX

RESUM / SUMMARY

RESUM

El melanoma és el tumor cutani més maligne i la seva incidència ha experimentat un increment exponencial. En els últims anys, noves teràpies han aconseguit impactar positivament en la supervivència dels pacients amb melanoma metastàtic. A destacar, la teràpia dirigida envers aquells tumors portadors de la mutació *BRAF* V600, així mateix com l'alliberació de frens immunes amb inhibidors de modulació immunes (*immune-checkpoints*). Aquesta tesis està formada per dos articles centrats en els punt febles d'aquestes teràpies. El primer article defineix el repte de la resistència adquirida a inhibidors de BRAF i teràpies per aquells melanomes amb genotips orfes de tractament. La proposta d'un inhibidor d'ERK al final de la via de la proteïna quinasa activada pel mitogen (MAPK), proporciona activitat *in vitro* en un ventall de línies cel·lulars ben caracteritzades. El tractament combinat amb inhibidor de BRAF i inhibidor d'ERK aconsegueix arribar més lluny i aporta dades de sinèrgia contra la lluita envers la resistència adquirida. Per altra banda, el segon article es centra en el mecanisme subjacent a la baixa resposta i alta toxicitat associada al tractament amb els inhibidors d'antigen-4 de limfòcit T citotòxic (CTLA4). Fent ús de la seqüenciació de propera generació, hem pogut estudiar amb detall els canvis en la diversitat dels receptors de les cèl·lules T (TCR) i com aquests varien degut a l'exposició al tractament.

SUMMARY

Melanoma is the most mortal skin cancer and its incidence has undergone exponential growth during at least the last 50 years. Recently, new therapies have demonstrated a positive impact in the survival of metastatic melanoma patients. Particularly worth highlighting are targeted therapy against those tumors harboring BRAF V600 mutation, or releasing the brakes from the immune system with immune-checkpoints. This thesis is comprised of two articles that focus on weak points of these therapies. The first paper defines the challenge of acquired resistance to BRAF inhibitors and therapies for melanomas treatment-orphan. ERK inhibitor blocks the mitogen-activated protein kinase (MAPK) and offers i*n vitro* activity for a large group of very well defined cell lines. Combining BRAF inhibitor and ERK inhibitor shows synergistic activity when fighting against acquired resistance. The second article is focused on elucidating the mechanism associated with low responses and high toxicity related to treatment with cytotoxic T lymphocyte antigen-4 (CTLA4) blockade. Using next generation sequencing has provided insight into the changes in diversity for T cell receptor (TCR) and how these are affected by treatment.

INTRODUCCIO

1. GENERALITATS

El melanoma de la pell és un tumor maligne derivat de la transformació i proliferació incontrolada dels melanòcits[1]. Aquestes són les cèl·lules derivades de la cresta neural durant la embriogènesis migrant a la capa basal de l 'epidermis[2]. Són les encarregades de la producció de melanina, en resposta a estímuls com radiació ultravioleta (UV). Els melanòcits també són les productores de melanina determinant el color de la pell i cabell.

Es tracta del tumor cutani més mortal, la incidència del qual està augmentant més que qualsevol altre càncer evitable. Les dades reportades senyalen un increment del 600% des de 1950 fins a 2000 [3]. Actualment, el melanoma ocupa la cinquena causa més freqüent de càncer en homes i la setena en dones als Estats Units. Amb una incidència del 4% de tots els càncers de la pell, és el responsable del 80% de les morts relacionades amb tumors cutanis. Aquest és un tumor de predilecció en homes amb una mitjana d'edat als 58 anys. La incidència creixent s'ha observat en diferents punts geogràfics i s'ha confirmat en el grup d'edat avançat, però també en la franja d'edat dels 40 anys.

La taxa de supervivència als 5 anys per pacients amb melanoma, depèn de l'estadiatge de la malaltia al moment del diagnòstic. Les taxes de supervivència disminueixen de manera proporcional a mesura que el gruix i l'estadi de la malaltia augmenten. La diferència pot resultar abismal, doncs lesions estadi I poden aspirar a llarga supervivència i curació, mentre que aquelles lesions mes avançades (>2.0 mm) tenen alta probabilitat de metastatitzar i morir de malaltia disseminada.

Tot i que la majoria de melanomes apareixen en la pell, poden també derivar de superfícies mucoses o altres localitzacions on la cresta neural migra, incloent tracte uveal. Els melanomes uveals es diferencien dels cutanis en incidència, factors pronòstics, característiques moleculars i tractaments.

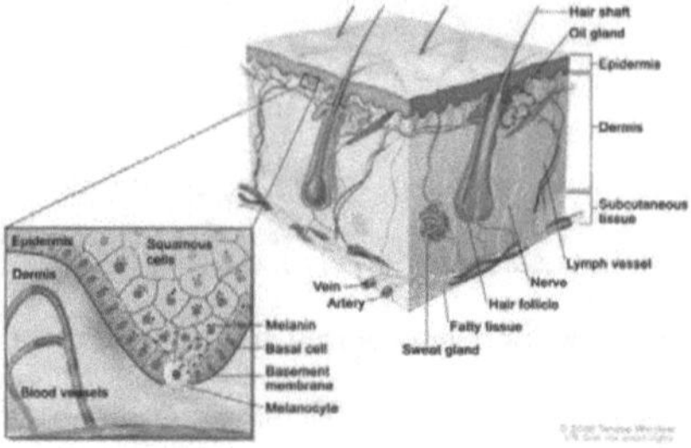

Figura 1. Anatomia de la pell, on es mostra l'epidermis i la dermis. Els melanòcits ocupen les capes de les cèl·lules basals, en la part més profunda de l'epidermis. [4]

1.1. Factors de risc

El melanoma ha estat associat a factors de risc ambientals i genètics:

- Melanoma Familiar – Només un 10% de tots els melanomes es consideren familiars, No obstant, aquest és el factor de risc més important. Els gens identificats amb aquest risc són molt heterogenis entre les famílies descrites i apunten a diversos gens, entre els que destaquen CDKN2A i CDK4. Amb menys penetrància, però també associats a l'aparició de melanoma destaca el gen MC1R [5, 6].
- Nevus – Alguns individus són més propensos a presentar nevus. Rarament els nevus típics deriven en malignització, però l'acumulació d'aquests pot incrementar el risc. No obstant, hi ha una forta associació entre recompte de nevus (més de 25) i l'aparició de melanoma. Més freqüentment els nevus atípics han estat identificats com a precursors de melanoma i tenen 10 cops més risc de desenvolupar melanoma. Es consideren individus a risc per melanoma, aquells amb més de 5 nevus atípics [7].
- Nevus congènit – Es tracta d'una neoplàsia benigna al naixement. La majoria de nevus apareixen amb l'exposició solar. L'aparició congènita pot tenir un cert

potencial de malignització en cas de tractar-se d'un nevus gegant pigmentat, pel que cal un seguiment acurat.

- Immunosupressió – Aquells pacients tractats amb transplantaments d'òrgans i en tractament immunosupressor, o amb SIDA, han estat identificats com més susceptibles de desenvolupar melanoma. Concretament entre 6 i 8 cops augmentat en pacients receptors de ronyó [8].
- Melanoma previ – Després del diagnòstic de melanoma, les probabilitats d'un segon melanoma augmenten x10, mantingut durant 20 anys.
- Exposició solar – S'ha associat un increment de risc entre l'exposició repetida i prolongada a la llum solar i rajos ultraviolats amb tasses altes de melanoma.. Estudis sistemàtics de casos i controls han desvelat que l'associació més directa es produeix amb l'exposició intermitent i amb cremades durant l'adolescència i la infància. La mateixa associació s'ha demostrat amb l'exposició a rajos ultraviolats de càmeres de solàrium, especialment en edats inferiors a 35 anys. Els rajos ultravioleta-B (UVB) són els mes carcinogènics. Les zones riques amb citosina són més susceptibles a patir transicions C→T, les més freqüents en mutacions induïdes per UVB[9].
- Xeroderma pigmentosum – Els pacients afectats d'aquesta síndrome no tenen el sistema endogen de reparació per excisió d'ADN. Es tracta d'una malaltia genètica hereditària que predisposa a melanoma degut a l'acumulació de transicions induïdes per UVB i sense mecanisme de reparació.
- Fenotip cutani – Pigmentació clara de la pell, cabell pèl roig o ros, alta densitat de pigues facials i coloració dels ulls clara també s'han associat amb un alt risc.
- Factors socioeconòmics també juguen cert paper en el pronòstic de la malaltia. Aquells grups de nivell econòmic més baix han estat identificats com els que tenen una pitjor supervivència i estadis més avançats al moment del diagnòstic.

Tot i que la incidència de melanoma en la població negra és inferior, la supervivència global d'aquest subgrup de pacients és inferior a la supervivència de la societat caucàsica.

- Altres factors de risc menys freqüents són l'exposició en la infància de tractament amb radioteràpia o tractament immunosupressor.

BIOLOGIA MOLECULAR DE MELANOMA

La transformació dels melanòcits a cèl·lules de melanoma invasives és el resultat de diversos mecanismes responsables de la desregulació de creixement i metàstasis, demostrant l'heterogeneïtat d'aquesta malaltia. Al final, la patogènesis es veu afectada per l'acumulació de mutacions d'ADN que en alguns casos activen oncogens o la inactivació de gens supressors, així mateix com l'amplificació en paral·lel de parts del genoma. Aquesta acumulació de mutacions és tal que l'estudi mutacional d'un ampli grup de tumors mostra que el melanoma ofereix un dels panorames mutacionals més diversos. Això és clarament degut a la influència carcinogènica que exerceixen els raig ultravioleta, el qual es tradueix en una alta prevalença de C→T i confereix una **signatura mutacional** molt rica. [10, 11]

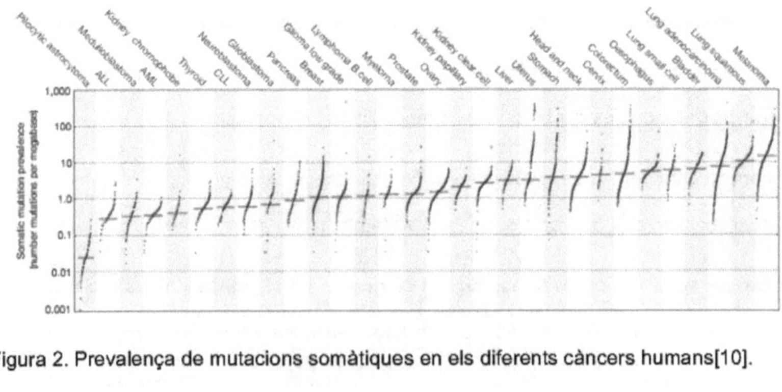

Figura 2. Prevalença de mutacions somàtiques en els diferents càncers humans[10].

El millor coneixement dels esdeveniments oncogènics a nivell del melanoma, han demostrat que la gran majoria de melanomes presenten una desregulació a nivell de la via de **Mitogen-Activated protein Kinase (MAPK)** [12], també coneguda com RAS-RAF-MEK-ERK. Aquesta és una ruta de transducció de senyal adoptada per cèl·lules eucariotes i que utilitza la fosforilació com a mecanisme d'activació i comunicació dins la cascada de senyals. La cascada s'inicia a nivell del receptor a la superfície cel·lular, amb Epidermal Growth Factor Receptor (EGFR) o altres receptors de membrana, els quals posseeixen activitat tirosina-quinasa, i aconsegueixen activar RAS, seguit per RAF, MEK per acabar finalment activant ERK1/2[13]. Aquesta última és capaç de traslocar-se al nucli i des d'allí regular la transcripció de proteïnes i promoure la proliferació i la divisió cel·lular. Un defecte en la via de la MAPK/ERK es tradueix en un procés proliferatiu descontrolat, tal i com succeeix en nombrosos càncers [14-16].

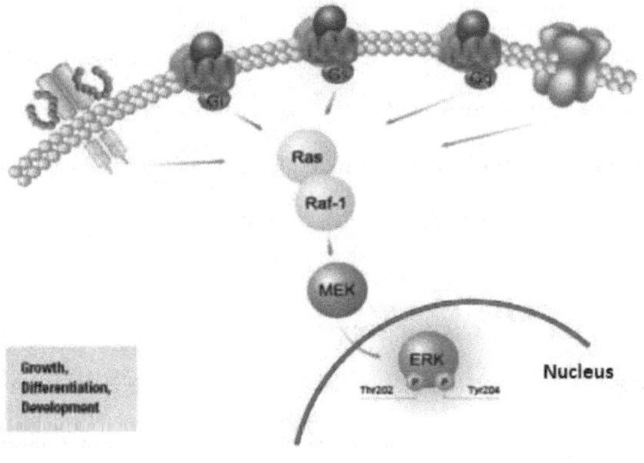

Figura 3. Cascada d'activació de la via MAPK en una cèl·lula eucariota

Un dels defectes més estesos, són les mutacions a nivell de *BRAF[17]*. Aquest es tracta d'un proto-oncogen també conegut com oncogen sarcoma viral muri homòleg B, mentre que a la proteïna se la designa com serina/treonina quinasa BRAF [18].

En càncer, s'han descrit mutacions a nivell d'aquest gen pel Limfoma de Hodgkin i no-Hodgkin[19], càncer colorectal[17, 20], carcinoma papil·lar de tiroides[21], càncer de pulmó de cèl·lula no-petita[22], histiocitosis de cèl·lules de Langerhans[23], leucèmia peluda[24, 25] i síndrome de Lynch[26].

En melanoma, l'activació de la via de la MAPK fou inicialment descrita com una mutació adquirida a nivell del gen codificant per la serin-treonina BRAF, el qual està localitzat al cromosoma 7q24, en l'exó 15. Aquesta ocorre en més del 60% dels melanomes substituint una adenina enlloc d'una timina en el nucleòtid 1799, el qual es tradueix en un canvi d'aminoàcid de valina a glutamat en el codó 600 (*BRAF* V600E). El 10% del total dels melanomes *BRAF* mutats, experimenten un canvi de valina a lisina (V600K), i una minoria han reportat altres canvis de nucleòtids[27]. S'ha suggerit que la mutació BRAF V600K esta associada a edat avançada i dany solar, així com mal pronòstic per més tendència a metastatitzar a pulmons i cervell [28]

Els portadors de tals mutacions, carreguen negativament el lloc de fosforilació de l'activitat quinasa i es tradueix en una addicció d'aquest oncogen que activa de manera constitutiva la via de la MAPK. Això promou la proliferació, divisió cel·lular i evita l'apoptosi, independentment de la dimerització habitual [17, 29, 30] .

No obstant, la mutació de *BRAF* sembla ser més facilitadora i adquirida, que una mutació iniciadora d'oncogènesis. Basat en aquesta idea, tot i que un 60% dels melanomes metastàtics posseeixen la mutació en *BRAF*, un 70-80% dels tots els nevus melanòcits són portadors de la mutació[31]. Cal destacar que d'aquests nevus, només <0.05%[32] patirà transformació cancerígena marcant una clara dissociació linear. Aquest fenomen s'explica per la hipòtesis de senescència induïda[33, 34].

Curiosament , la mutació a nivell germinal del gen *BRAF*, es manifesta en forma de síndrome cardio-facial- cutani, sense més risc de càncer o melanoma i sense ser portadors de la mutació V600E[35].

També resulta temptador, pensar que la mutació BRAF V600E es induïda pel dany ultraviotat, sobretot tenint en compte la relació epidemiològica entre la incidència de mutacions BRAF i l'exposició solar[36-38]. No obstant, el canvi T→A que tradueix una valina en glutamat no és part del dany clàssic ultravioleta [39], i per tant, altres lesions d'ADN menys clàssiques poden tenir influència en adquirir tal deficiència[40].

La segona mutació activadora de la via de la MAPK és aquella a nivell de *RAS*, més concretament *NRAS* en un 10-15% dels tumors. Tot i que la diana terapèutica ha caigut sobre pacients *BRAF* mutats, *NRAS* fou el primer oncogen identificat en melanoma[41]. Al igual que la mutació de *BRAF*, la de *NRAS* es comporta com un conductor d'oncogènesis mantenint una activació de la via de manera continuada, independent de la senyal de la superfície. La més freqüent de les mutacions en *NRAS*, és la que apareix a la posició Q61[42]. En aquests tumors, la senyalització via BRAF no és necessària, doncs es basa de manera alternativa en la senyalització via CRAF[43]. Una altra diferència de important repercussió és l'activació directa de la via PI3K/AKT per part de la mutació *NRAS*, que a diferència dels *BRAF* mutats, no precisa de pèrdua de PTEN[44] o pèrdua la funció de NF1[45]. A nivell clínic, la presentació clínica dels portadors de *NRAS*, es caracteritza per presentar-se majoritàriament en pacients d'edat avançada i que tenen historia d'exposició crònica a rajos ultravioletes[46].

La seqüenciació d'aquests tumors ha revelat activació paral·lela d'altres factors. Entre ells destaquen la sobreexpressió i hiperactivació de varis receptors de factors de creixement com c-MET[47], EGFR[48], KIT[49] o pèrdua de funció de neurofibromatosis 1 (NF1)[45]. NF1 es un gen supressor tumoral que actua suprimint la senyalització via NRAS, pel que la seva pèrdua actua com a activador. El desenvolupament dels melanòcits és originalment modulat per part de KIT i el factor de transcripció associat a microftàlmia (MITF), pel que la mutació o amplificació d'aquests en melanomes ha estat també descrita .

L'últim subgrup de melanomes són els *BRAF/NRAS* salvatge, que per exclusió no s'han reconegut mutacions en cap dels dos oncogens descrits prèviament. No obstant, sembla que segueix havent-hi en part addicció a la via MAPK. Dels estudis basats en seqüenciació de nova generació, s'han suggerit mutacions en NF1, així com CRAF, BCL-2, APAF-1, NF-Kb, MAP2K1, CDK4, ALK, RAC1, STK31, DGK1, NF1, KDR i ERBB4[50]

Estudis recents semblen establir una **implicació clínica** entre aquestes alteracions i diferents tipus histològics.

La mutació de *BRAF, NRAS* i *c-KIT* son mútuament excloents[11] i també associades a pitjor pronòstic. *BRAF i NRAS* són mutacions característiques en zones d' exposició solar intermitent (esquena, pit, abdomen...) i presenten signes d'elastosis. Dins les mutacions de *BRAF*, aquells pacients portadors e V600K tenen una relació més estreta amb dany solar crònic i pitjor pronòstic.

Per altra banda, les mutacions de *c-KIT* són típicament mes prevalents en pacients amb dany solar crònic o bé en zones acrals i mucoses, i aquesta confereix pitjor pronòstic[51].

El melanoma uveal es el més freqüent dels melanomes oculars. Tot i que la mutació de *BRAF* és pràcticament inexistent, segueixen activant la via de la MAPK via mutacions de *GNAQ* o *GNA11.* Aquestes dues mutacions sumen un 80% de totes les mutacions, sense tenir relació pronòstica[52]. Per la seva banda, el melanoma conjuntival, a diferència del melanoma uveal, presenta mutacions de *BRAF* o *NRAS* en més del 50%.

El **factor de transcripció associat a la microftalmia (MITF)** és un domini d'hèlix-tirabuixó-hèlix (bHLHZip) bàsic de cremallera de leucina implicat en el llinatge dels melanòcits i osteoclasts. En els humans, les mutacions heterozigotes de *MITF* es tradueixen en el síndrome de Waardenburg IIA[53, 54], amb dèficits de pigmentació i sordesa.

El paper que juga MITF és essencial en la producció de melanina i diferenciació de melanòcits. A nivell proliferatiu, també s'encarrega de marcar el cicle cel·lular, supervivència i invasió durant la migració fisiològica[55]. Per altra banda, la desregulació de MITF contribueix a la patogènesis del melanoma i immortalitat [56, 57]. La desregulació de MITF més freqüent, apareix habitualment en forma d'amplificació en un 20% dels casos i s'associa amb pitjor supervivència. També s'han descrit mutacions en la línia germinal de *MITF*, associades a una predisposició familiar o augmentada a melanoma[58, 59].

La comunicació entre MITF i la via de la MAPK fou definida anys enrere [60]. En el pas final de la via, MITF és un substrat directe de la MAPK i acaba essent fosforilat a nivell de la serina 73 [61]. Aquesta fosforilació es tradueix en una ràpida activació, però al mateix temps actua com a senyalització del complex d'ubiquitinització resultant en una rapida degradació de MITF.

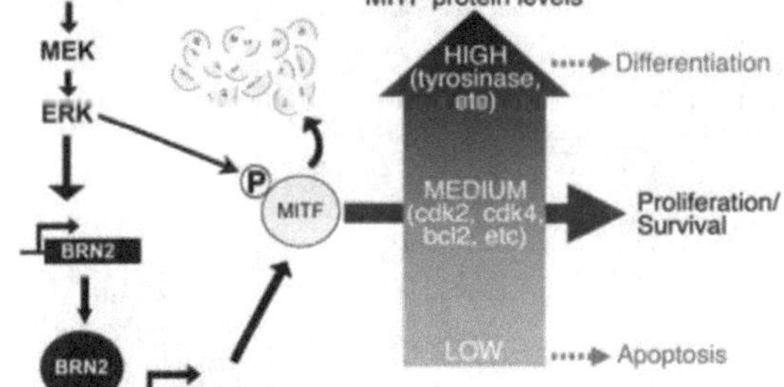

Figura 4. Relació entre MAPK i MITF[62]

El rol de MITF en la pigmentació s'ha demostrat que està altament lligat a la inducció que exerceix la hormona estimulant de melanòcits (MSH)[63]. Alhora, MITF por induir la transcripció per via de la unió a promotors d'elements de consens de nombrosos gens implicats en enzims de pigmentació[64, 65].

La seva activitat com a factor de transcripció, s'ha demostrat que està influenciada per la fosforilació que exerceix la via de la MAPK[66]. ERK, dins el nucli, fosforila MITF i activa aquest factor de transcripció. *Fisher et al* descriviren fosforilacions via MAPK a nivell de la serina 73 o RSK-1 a la serina409. No obstant, un cop fosforilada, MITF pateix una ràpida proteòlisis a través d'una ubiquitinització [60].

LA REGULACIO IMMUNE

No pot explicar-se la biologia del melanoma, sense entendre el rol dels sistema immune. El rol d'aquest s'inicia des de les lesions *in-situ*. Així **l'immunoediting**, descriu com el sistema immune és capaç de reconèixer aberracions i destruir-les. Seguidament s'arriba a un equilibri entre la destrucció i l'evasió que el tumor és capaç de induir. Finalment la situació queda descompensada amb un creixement tumoral on domina un ambient immunosupressor[67-69]

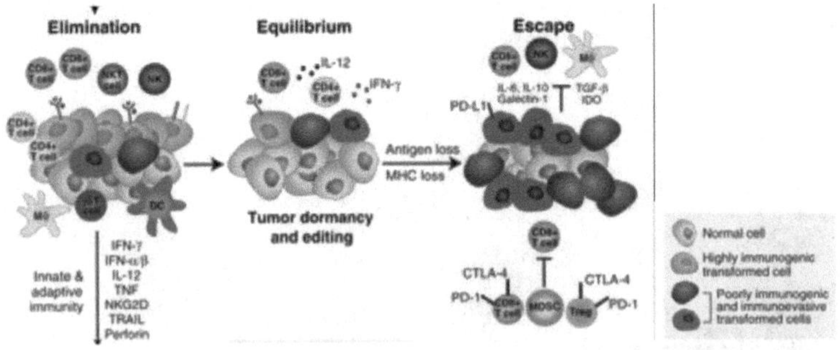

Figura 5. Immunoediting en càncer. A destacar la primera fase d'eliminacio, seguit d'equilibri i finalment evasió. [69]

El melanoma és un tumor amb un microambient tumoral molt divers on el sistema immune ocupa una part molt important. La interacció més rellevant a descriure és la que es dóna entre la cèl·lula T efectora (citotòxica) i la cèl·lula tumoral. Aquesta es duu a terme de manera molt especifica entre el receptor de cèl·lula T (TCR) i el complex de histocompatibilitat (human leukocyte antigen – HLA). Aquesta interacció complirà el següent ordre

- **TCR : HLA tipus I** si l'antigen és expressat pel tumor (antígens intracel·lulars).
- **TCR : HLA tipus II** si l'antigen és presentat per una cèl·lula presentadora d'antigens (CPA – cèl·lules dendrítiques, macròfags, ...).

Si aquesta interacció és correcta, la cèl·lula T és activada ("priming") i pot exercir citotoxicitat, però farà falta una 2a senyal co-estimuladora per acabar el procés. Aquesta **2a senyal** està caracteritzada per CD28 a la cèl·lula T i CD80 (B7.1) a la membrana de la CPA. Sense aquesta segona senyal no s'activarà la proliferació ni l'expansió clonal que converteix aquest reconeixement en un efecte sistèmic.

Si aquest reconeixement, activació, expansió, mobilització i atac es produís correctament, el sistema immune tindria més oportunitats d'eliminar lesions tumorals. I és precisament aquest fenomen el que explica la major part de les regressions espontànies observades en melanoma, sarcoma i altres tumors sòlids [70-72]. No obstant, els **mecanismes d'evasió** dels que consta el microambient tumoral són varis i fan aquests tipus de respostes totalment anecdòtiques. L'evasió tumoral destaca per:

- *Cèl·lules immunosupressores* – Vàries cèl·lules tenen capacitat de suprimir les cèl·lules T CD8 citotòxiques. Entre elles destaquen les cèl·lules T reguladores (T regs), Macròfags supressors (MDSC),.... La densitat d'aquestes cèl·lules ha estat relacionada amb mal pronòstic [73]. Totes elles secreten citocines supressores com TGF-β i IL-10.

- *Tolerància perifèrica* – la majoria dels antígens sobreexpressats pels tumors, són antígens propis expressats de manera aberrant. La resposta vers aquests antígens és dèbil i erràtica[74].
- *Camuflatge antigènic* – els tumors perden la capacitat de presentar antígens, sigui per disminució en l'expressió o menys densitat d'HLA tipus I a la membrana[75].
- *Anèrgia de les cèl·lules T* – Diferents molècules moduladores de resposta són sobreexpressades després del primer reconeixement. Entre elles , destaquen mecanismes immunomoduladors com CTLA-4 i PD-1[76-78]. Ambdues molècules, en situacions normals, són encarregades de la tolerància perifèrica i evitarien una destrucció immune desproporcionada. No obstant, en l'àmbit tumoral, indueixen una anèrgia i estat exhaust a aquelles cèl·lules T amb capacitat citotòxica.

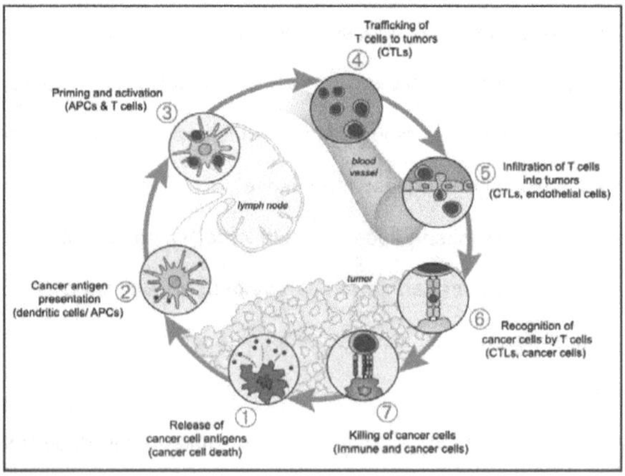

Figura 6. El cicle de la immunitat oncològica.[79]

FASES DE CREIXEMENT DEL MELANOMA

El desenvolupament de melanòcits, la transformació a nevus i l'evolució desordenada i maligna del melanoma relaten una història de interès en la biologia de la malaltia. Entendre la patogènesis d'aquesta transformació aporta important informació a l'hora de proposar hipòtesis de treball.

Durant l'embriogènesi, els **melanòcits** derivats de la cresta neural migren fins l'epidermis i fol·licles pilosos per establir-se en la làmina basal d'aquesta. Un cop establerts busquen el seu espai a una freqüència de 1:10 al llarg de la làmina basal. Tenen braços dendrítics que serveixen per transferir els melanosomes amb melanina i protecció als queratinòcits i matriu capil·lar.

Els **nevus melanòcitics** poden ser congènits o adquirits. Els nevus adquirits solen apareixen a partir dels 2 anys i proliferen fins la tercera o quarta dècada de la vida. Tant els nevus congènits com adquirits, es tracta de neoplàsies benignes produïdes per la proliferació de cèl·lules nèviques originalment melanòcits, que han perdut els seus braços dendrítics i han produït proliferació clonal dels nius cel·lulars, acumulant melanina. La típica lesió benigna nèvica es una lesió plana, també anomenada nevus d'unió. Al llarg del temps es transforma en sobreelevada, altrament coneguda com a nevus compost. Tal transformació dels nevus ha estat descrita basada en la migració dels melanòcits en la pell. Aquells que queden atrapats a nivell de la dermis donen lloc als nevus intradèrmics, els quals poden migrar amunt pel fenomen descrit com "*Hochsteigerung*". Aquells que arriben al compartiment epidèrmic es multiplicaran i poden organitzar-se formant nius en la unió epidermodèrmica i en la dermis papil·lar i també poden migrar avall pel fenomen de "*abtropfung*"[80]

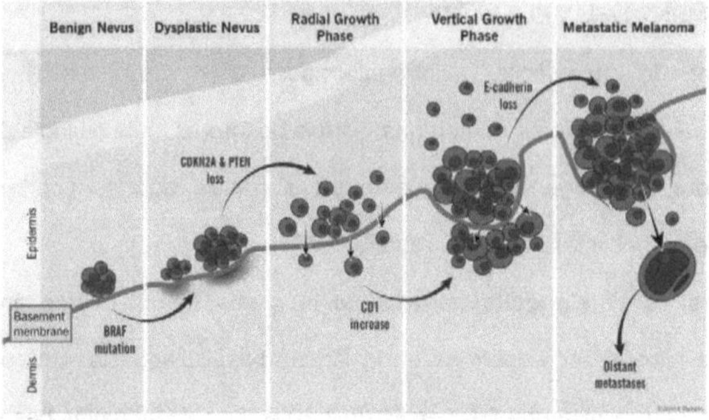

Figura 7. Progressió tumoral d'un melanoma. Diferents estadis i acumulacions genètiques que desencadenen un esdeveniment tumoral i invasiu.[81]

La majoria de melanomes apareixen com a evolució de tumors indolents superficials. Durant molts anys, aquests queden confinats a l'epidermis o dermis superior durant anys, en estat horitzontal o "radial" i amb un comportament indolent. Dins d'aquesta categoria, es divideixen en melanoma *in situ* i melanoma microinvasiu radial.

En un moment concret, l'acumulació d'anormalitats genètiques es transforma en un procés expansiu, envaint la dermis. Aquest fenomen no ha estat descrit en la seva totalitat en l'actualitat, però amb tècniques de hibridació in situ s'han descrit canvis a nivell d'alteracions de nombre de còpies (CNV) en proteïnes codificants del cicle cel·lular i progressió, associades amb aquest potencial metastàtic[82].
Aquells melanomes que infiltren en profunditat, formant nòduls i nius a nivell dèrmic es considera que han entrat en **fase vertical** de creixement [83-85]. La probabilitat de metastatitzar un cop en fase vertical, es pot predir mesurant els mil·límetres de invasió de la fase nodular a nivell de la lamina granular per sota l'epidermis, tal i com fou inicialment definit per Breslow[86].

CLASSIFICACIO DEL MELANOMA INVASIU

S'han descrit quatre grups histològics pel diagnòstic de melanoma, dels quals tres d'ells posseeixen una versió de creixement "*in-situ*" prèvia a la malignització (melanoma d'extensió superficial, melanoma lentigen maligna, melanoma lentigen acral).

- **Melanoma d'extensió superficial** – Suposen el 75% dels melanomes malignes. La majoria apareixen *de novo*, però un quart d'ells estan associats a nevus preexistents (congènits o displàsics). Presenten una extensió radial durant un llarg període de temps, previ a la fase invasiva (vertical). Es tracta de lesions de varis mides i amb múltiples coloracions. En la fase radial, els melanòcits neoplàsics s'estenen a traves de capes epidèrmiques com a cèl·lules aïllades, amb una distribució pagetoide. Citològicament posseeixen nuclis arrodonits i citoplasmes eosinofílics plens de grànuls de melanina.

  Sol observar-se un infiltrat limfocític a la dermis papil·lar, el qual ha de fer sospitar de transformació microinvasiva. La transició de radial a vertical succeeix quan el niu mes gran a nivell dèrmic ha superat el de l'epidermis, o si a nivell dermis es poden identificar clares formes de mitosis.

- **Melanoma lentigen maligne** – Suposen el 4-15% de tots els melanomes. Sol aparèixer en pacients d'edat avançada i en zones amb exposició crònica solar com la cara (90% dels casos). Sol tenir un inici típic amb forma de peca o macula de coloració morena[87]. Pot tenir una presentació pre-maligna confinat a l'epidermis, com una macula no palpable. Aquesta fase de creixement radial pot allargar-se entre 5-50 anys rebent el nom de lentigen maligna (LM) o peca de Hutchinson. Només un 5% d'aquestes evolucionen a invasió dèrmica, moment en el qual s'associa amb clínica palpable. La regressió parcial es una altra característica durant l'evolució del melanoma i sol presentar focus blau-grisosos. Histològicament, els melanòcits neoplàsics es troben alineats a la unió dèrmica-epidèrmica, sobre una epidermis atròfica i elastosis solar. Durant la fase radial, el melanòcits atípics solen ser poligonals, hipercromàtics, amb nuclis angulats i alineats en la unió dermo-epidèrmica. Són característics els melanòcits gegants multinuclears en la làmina basal de l'epidermis. Poden acumular fins a 30 nuclis. L'extensió pagetoide, la confluència de melanòcits al llarg de la làmina basal i els nius anuncien la fase invasiva. En aquesta fase abunden nòduls a nivell dèrmic, melanòcits pleomòrfics amb nuclis hipercromàtics i amb un citoplasma encongit envoltant un nucli pàl·lid amb petits nuclèols. Moltes mitosis i una extensió pagetoide es combinen amb una discreta infiltració limfocítica i presència de melanòfags. El component invasiu a nivell dèrmic del melanoma lentigen maligne assumeix una distribució fusiforme sobre un estroma desmoplàsic.

- **Melanoma lentigen acral** – De les tres variants amb creixement radial, aquesta és la menys freqüent sumant un 5% en total de tots els melanomes. Solen aparèixer en la zona palmar, plantar, subunguial i de manera ocasional en mucoses. No obstant, és la més freqüent en pacients de raça asiàtica i negra. La presentació en l'ungla sol seguir una banda longitudinal fosca amb o sense destrucció (onicodistròfia)[88]. Cal destacar que no tots els melanomes en zones acrals són melanomes lentiginosos acrals. Pot resultar complicat discernir entre melanomes lentiginosos acrals i nevus acrals benignes. Tant el domini de cèl·lules aïllades dins un niu de cèl·lules sospitoses, com la presència de infiltrat inflamatori liquenoide amb melanòfags, són característiques del melanoma lentiginós acral. El contrari i l'absència de infiltrat donen suport al diagnòstic de nevus acral benigne. Histològicament, la composició de cèl·lules atípiques consta de melanòcits engrandits, hipercromàtics, melanòcits angulats amb citoplasma escàs. Solen posseir prominents braços dendrítics i fins grànuls de melanina que arriben fins l'estrat espinós. A nivell de la unió, destaquen els nius de cèl·lules amb falta de cohesió amb cèl·lules atípiques epiteloides i fusiformes barrejades. En la fase invasiva, els nius són similars als que ocupen localització meés epidèrmica, però amb un citoplasma més abundant i menys pigmentació.

- **Melanoma nodular** – es tracta del creixement vertical del melanomes per definició. Sumen el 15-20% dels melanomes, més freqüentment en homes i en la sisena dècada de vida. Són tumors pigmentats, amb ramificacions, tot i que en alguns casos s'han descrit variants amelanocítiques. Histològicament, el creixement succeeix a nivell dèrmic de manera aïllada i característicament poden ulcerar-se i sagnar. Les cèl·lules neoplàsiques a nivell dèrmic tenen un aspecte epiteloide o fusiforme. Les mitosis son freqüents i sovint atípiques.

Amb menys freqüència, però dins dels diagnòstic diferencial s'inclouen les següents varietats.

- **Melanoma Nevoide** – Fàcilment confós amb el nevus dèrmic benigne, es tracta d'una variant maligna i amb poder metastàtic important. Clínicament, aquestes lesions apareixen en forma de nòduls sobreelevats i forma de cúpula en pacients joves.
  Histològicament, sembla no tenir una gran activitat intradèrmica, però l'observació acurada presenta fase de creixement vertical clar característic del melanoma. Destaca el component dèrmic hipercromàtic i hipercèl·lular amb cèl·lules nevoides neoplàsiques.
- **Melanoma Desmoplàsic** – Sol presentar-se en forma de nòdul amelanocític, o placa que pot èsser confós amb una cicatriu, fibroma, fibromatosis o carcinoma basal cel·lular[89]. (Desmoplastic malignant melanoma. Conley J, Cancer 1971). La producció de mucina pot donar un aspecte greixós. Sol aparèixer en zones exposades al dany solar i pot donar-se en concomitància amb lentigen maligne (descrit en un 5-10% en les series)[90]. Citològicament es defineix com un tumor en fase de creixement vertical poc delimitat. Les cèl·lules fusiformes malignes estan associades amb una resposta mixoide de l'estroma. Hi ha focus limfocítics barrejats amb mucina a nivell dèrmic[91]. La tinció per HMB-45 sol donar

negativa, a diferencia de la tinció per S-100 que sol ser positiva[92]. També una petita proporció presenta positivitat pel receptor del factor creixement neural (Nerve growth factor receptor, NGFR, CD271).

- **Sarcoma de cèl·lules clares** – La similitud histopatològica, amb presència de melanina i melanosomes va confondre durant anys aquesta entitat amb el melanoma, també anomenat com a "melanoma de parts toves". Anàlisis genètics posteriors han demostrat una translocació característica [t(12;22)(q13;q13)] que defineix aquesta entitat i altres sarcomes. També destaquen cèl·lules poligonals, nuclèols prominents i citoplasma eosinofílic. Sol localitzar-se el nucli a nivell perifèric, binucleat i amb un aspecte plasmacitoide.

DIAGNOSTIC

1. CLINIC

Davant una lesió sospitosa, algunes característiques clíniques són suggestives de melanoma. Entre elles destaca la norma de l'ABCDE

- A – assimetria
- B – marges ("borders") irregulars
- C – coloració canviant I barrejada dins la mateixa lesió.
- D – diàmetre > 6mm.
- E – evolució canviant en els últims 6 mesos

Fora de la norma ABCDE, els 7 punts de la llista de Glasgow inclouen unes variacion també importants a tenir en compte[93]. En la llista hi destaquen la presència de inflamació, sagnat i canvis a nivell sensorial, a part de l'evolució i canvi de coloració, mida i forma. El signe de "*l'aneguet lleig*" sorgeix com una necessitat a l'hora de identificar nevus sospitosos en aquells pacients amb moltes lesions. Sense necessitat de complir les normes anteriors, si una lesió evoluciona diferent a les seves circumdants es considera sospitosa i tributaària a biòpsia[94].

L'ús del **dermatoscop**, també conegut com microscopia d'epiluminiscència o microscopia de llum reflexa, és una tècnica no invasiva que ajuda al diagnòstic precoç de lesions cutànies . L'instrument òptic, amplifica *in vivo* la imatge sospitosa un cop eliminats els artefactes de refracció i reflexió de la llum sobre la pell [95].

La **història clínica** del pacient, és essencial per valorar els factors de risc predisposants. Entre ells es troba el nombre de nevus, història familiar de melanoma, història de cremades solars i exposició crònica solar en determinades àrees, ús de càmeres de rajos ultraviolat, nevus atípics, pell de fenotip clar o pèl roig són alguns dels factors a tenir en compte.

L'exploració clínica inclou un examen cutani complert, incloent la cara, cap i coll, cuir cabellut, superfícies palmo-plantars, braços i cames, esquena i plecs. Aquests mateixos principis es poden aplicar a l'auto-exploració, especialment en pacients de risc.

La biòpsia es considera necessària sempre que una lesió sigui sospitosa. Aquesta ha de ser una biòpsia extirpativa amb 1-3mm de marge no afectats i part de greix subcutani. Una extirpació superior podria afectar una posterior biòpsia del gangli sentinella.

2. PATOLOGIC

El diagnòstic és sempre basat en evidència histopatològica. El diagnòstic patològic ha de incloure una sèrie de requisits

- el subtipus de melanoma.
- la morfologia i arquitectura de la lesió
- gruix de Breslow (mm)
- el nivell de Clark (I, II,III, IV, V)
- presència / absència de ulceració

- afectació dels marges
- la fase de creixement (radial *vs* vertical)
- la presència de mitosis/mm2
- infiltració limfocítica
- estat de regressió (present o absent)
- microsatèlits[96]
- invasió neural o vascular.

La immunohistoquímica (IHQ) pot ajudar en casos complicats i en metàstasis a nivell ganglionar. S100, MART1 i HMB45, MITF, Tirosinassa són alguns dels marcadors més utilitzats.

Per la seva banda, l'ús de FISH es útil per identificar la presència d'aberracions cromosòmiques, en aquells casos en què el diagnòstic és dubtós.

FACTORS PRONOSTICS

A diferència d'altres tumors de la pell, com el carcinoma escamós i basal, els melanomes són neoplàsies amb capacitat d'estendre's ràpidament i de manera impredictible en qualsevol òrgan del cos. Per tal de disminuir morbiditat i mortalitat, el diagnòstic precoç és vital.

- En el tumor primari o malaltia localitzada, el gruix del tumor (nivell de Breslow), presència de ulceració i el rati de mitosis son els factors més importants[97].
- Edat – Pacients d'edat avançada solen tenir melanomes més avançats i ulcerats. Varis estudis senyalen l'edat com a factor pronòstic[98, 99]. Tant a nivell de risc de recaiguda com en supervivència global després de limfadenectomia vs observació, els grups de menys de 60 anys demostren un benefici considerable[100].
- Sexe – Varis estudis reuneixen evidència de que el sexe femení presenta millor pronòstic davant pacients amb afectació nodal[101]. No obstant, també és més obvi que les dones presenten lesions de menys gruix i menys ulcerades que els

homes. No s'ha trobat cap associació amb menàrquia, menopausa, tractament hormonal substitutiu i anticonceptius.

- La classificació TNM del 2010 (7a edició) - es basa en l'anàlisi de 38900 pacients amb melanoma cutani de la base de dades de AJCC. Aquesta té en compte tots els factors pronòstics descrits en base a la informació clínica i la T pot ser *a* o *b* en funció de la presencia d'ulceració.

Estadiatge patologic			
Estadi 0	Tis	N0	M0
Estadi IA	T1a	N0	M0
Estadi IB	T1b/T2a	N0	M0
Estadi IIA	T2b/T3a	N0	M0
Estadi IIB	T3b/T4a/T4b	N0	M0
Estadi IIC	T4b	N0	M0
Estadi IIIA	T(1-4)a	N1a/N2a	M0
Estadi IIIB	T(1-4)b T(1-4)a	N1a/N2a N1b/N2b/N2c	M0
Estadi IIIC	T(1-4)b Any T	N1b/N2b/N2c N3	M0
Estadi IV	Any T	Any T	M1

Taula 1. Estadiatge patològic basat en la classificació de TNM del 2010, AJCC.

- Gruix tumoral – La supervivència a 10 anys varia des d'un 96% en lesions de <0.5mm fins a un 54% en lesions de 4-6mm. El gruix es calcula en lesions completes, no afaitats cutanis. Es mesura des del punt més superficial a la capa granulosa fins el punt més profund de invasió.

- El rati de mitosis – Es tracta d'un factor pronòstic independent d'agressivitat. Les regions de cap i coll, pacients d'edat avançada i història clínica d'exposició solar, tenen més tendència a presentar un rati elevat de mitosis [102]

- Microsatèlits – La presència de microsatèlits, s'ha relacionat amb una clara associació a altres factors pronòstics negatius i amb més probabilitat de recaiguda [96, 103]

8. TRACTAMENT

8.1. QUIRURGIC

8.1.1. Tumor primari

La cirurgia del tumor primari de melanoma inclou l'extirpació del tumor i teixits circumdants. Aquest és el procediment inicial quan es tracta d'un melanoma local i la majoria dels melanomes amb extensió regional. Així mateix, pot ser considerada en situació metastàtica. Les recomanacions d'excisions àmplies basades en gruix són les següents [104].

Gruix de la lesió	Marge clínic
In situ	0.5cm
<1mm	1cm
1.01 to 2mm	1to 2cm.
2.01 to 4mm	2cm
>4mm	2cm

En zones com cap i coll, on l'estètica i l'extensió subclínica pot ser decisiva, s'aconsella la microcirurgia de Mohs.

En el cas dels melanomes de mucoses, les cirurgies poden resultar complexes. Si es tracta de malaltia localitzada pot requerir resseccions craniofacials per tumors de base de crani, vulvectomia radical per melanomes vulvars o resecció abdomino-perineal per melanomes anorectals.

8.1.2. Afectació ganglionar

- Biòpsia del gangli limfàtic sentinella (BGLS)

Des dels anys 80, es va demostrar que el buidament ganglionar en pacients sense afectació limfàtica clínica, no augmentava la supervivència en casos de melanoma. Des d'aquell moment la recerca per la validació del gangli sentinella en melanoma ha estat altament exitosa. La tècnica ha aconseguit detectar metàstasis ganglionars amb una millora de la mobilitat i evitant limfedemes innecessaris. La limfoescintigrafia és la tècnica utilitzada per la detecció.

Actualment, la indicació de gangli sentinella es porta a terme en pacients sense afectació clínica, però amb un tumor primari de >1mm. És important realitzar la tècnica prèviament a l'extirpació àmplia del primari, ja que la cirurgia podria artefactar la localització del gangli sentinella.

En l'estadi I i en tumors entre 0.76mm i 1mm, pot considerar-se individualment, la detecció del gangli sentinella en aquells pacients amb factors clínics de "mal pronòstic" (ulceració, alt índex mitòtic i afectació limfovascular) [104].

Es calcula que de tots els pacients sense afectació del gangli sentinella, hi ha un 1-2% de d'afectació d'algun gangli limfàtic diferent (fals negatiu).

Per altra banda, la recomanació per aquells pacients amb afectació del gangli sentinella es la limfadenectomia completa.

- Afectació ganglionar clínica

En aquells casos en què clínicament és demostrable afectació ganglionar es recomana una limfadenectomia regional completa. Aquesta ha demostrat una millora en la supervivència per un 20-40% dels pacients. Es recomana una mitja de 10 ganglis inguinals, 15 axil·lars i 15 cervicals durant la dissecció. Un efecte secundari és el limfedema i seromes, així mateix com infeccions o complicacions de la ferida.

8.1.3. Tractament de lesions metastàtiques.

- Metàstasis en transit

En pacients amb malaltia localitzada, la resecció de metàstasis en trànsit pot ser curativa en un 18-28% dels casos.

Si l'afectació ganglionar és a nivell de l'extremitat inferior, pot intentar-se la perfusió aïllada del maluc. La injecció de melfalan a altes concentracions a nivells vascular es concentra en l'extremitat afectada i deixa la resta del cos inalterat. La taxa de resposta arriba al 50% i la meitat poden ser duradores.

També es proposa tractament intralesional amb bacil Calmette-Guerin (BCG) i immunoteràpia com IL-2 o IFN.

- Metàstasis aïllades

La malaltia metastàtica (Estadi IV) és tractada mèdicament. No obstant, en situacions concretes, el tractament quirúrgic pot plantejar-se amb benefici clínic i impacte en supervivència. En situació de malaltia controlada després de tractament i si es tracta d'una lesió solitària o oligometastàsica, la cirurgia està justificada.

8.2. RADIOTERAPIA

En general, el melanoma ha estat considerat una malaltia radioresistent i no sol utilitzar-se en la malaltia metastàtica, excepte en casos de dolor no controlat o pal·liació per invasió. També en metàstasis cerebrals, el tractament inclou irradiació cerebral total

8.3. MEDIC

8.3.1. Adjuvància

El risc de recurrència i mort post cirurgia de melanoma oscil.la de baix, intermedi i alt risc, depenent de l'estadi al moment del diagnòstic. Per aquest motiu, diversos estudis han intentat mostrar benefici, amb resultats dubtosos.

- Interferó

Cal diferenciar dues famílies de interferó.

- Interferó tipus I – inclou IFN-α , IFN- β, IFN- Σ, IFN- κ, IFN- Φ. Entre ells, IFN-alpha 2 és el més estudiat clínicament.
- Interferó tipus II – format per IFN-gamma

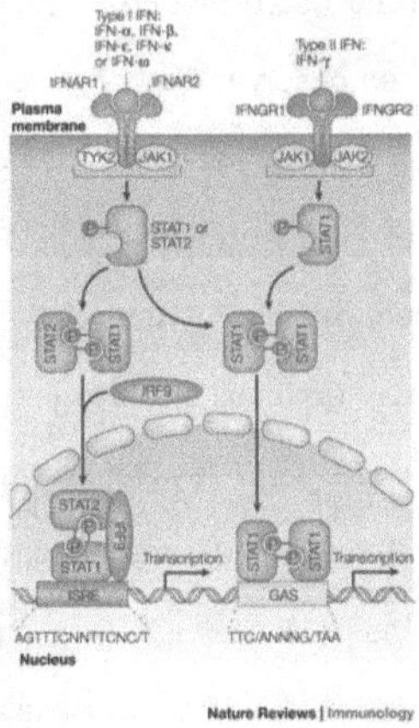

Figura 8. Mecanismes de senyalització via interferó tipus I i tipus II [105]

L'efecte antitumoral de la molècula de interferó va començar a observar-se de manera discreta en tumors com leucèmia, osteosarcoma i també melanoma [106-108].

Tot i l'efecte modest en malaltia metastàtica, es traslladà el concepte immunomodulador del tractament amb **IFN-alpha2b** en l'àmbit d'adjuvància del melanoma. El mecanisme d'acció de les molècules de interferó, no ha estat totalment elucidat. Però estudis fins al moment apunten a un efecte predominant immunomodulador[109] per sobre de l'efecte antiangiogènic[110] i citotòxic en sí [111]. L'efecte a nivell immune es basa en l'activació de STAT1, el qual activa CD4 i CD8. Contràriament, a nivell tumoral, la inhibició de STAT3 suposa una millora en l'ambient immunosupressor.

Kirkwood et al, al 1996, publiquen el primer assaig clínic aleatoritzat de recurrència i supervivència global en melanomes de risc elevat[112]. Entre 1984 i 1990 s'aleatoritzaren 280 pacients diagnosticats de melanoma metastàtic i amb estadiatge post quirúrgic pT3 (>2mm) o qualsevol estadiatge tumoral, amb afectació ganglionar clínica o patològica (pTxpN1-2), és a dir, grups de risc intermedi com estadi IIB i IIIA, o de risc elevat com l'estadi IIIB. L'esquema de tractament distribuïa els pacients en observació o a intervenció amb IFN alpha-2b a 20MU/m2 diaris durant 5 dies la setmana intravenosament durant un mes, seguit de 10MU/m2 3 cops la setmana amb administració subcutània durant 48 setmanes. Després d'un seguiment mig de 6.9 anys (0.6 – 9.6 anys), es reportà una millora en risc de recurrència (p=0.0023, 1 desviació) i en supervivència global (p=0.237, 1 desviació) d'un 10%. El resultat es va reproduir en assajos clínics posteriors, no obstant, el resultat ajustat en supervivència global, va quedar diluït en combinar-se 3 assajos clínics essent aquesta no significativa [113]. Per aquest motiu i per efectes tòxics neuropsiquiàtrics, constitucionals i hepàtics, la teràpia amb IFN-alpha 2b segueix essent controvertida. Nombrosos estudis intenten maximitzar el benefici i limitar la toxicitat. Estudis posteriors amb una duració meés curta de IFN-alpha 2b han apuntat a una inferioritat de l'esquema de curta duració[114, 115]. No obstant, altres estudis no han trobat diferències entre esquemes i dosis[116, 117].

També l'estudi EORTC 18991 va analitzar eficàcia i toxicitat de **l'IFN-alpha 2b pegilat [118]**. Aquest compost administrat a 6mug/kg per setmana durant 8 setmanes de inducció, seguit de 3mug/kg per setmana de manteniment durant 5 anys, va demostrar una millora en la supervivència lliure de recurrència (HR – 0.82, 0.71-0.96), però sense dades de supervivència global [119]. És important destacar que la mitja de tractament fou de 12 mesos, amb una taxa de discontinuació per toxicitat del 31%. Meta-anàlisis realitzats comparant varis esquemes amb la fòrmula pegilada, confirmen benefici clínic en recurrència i supervivència, però no ajuden a elucidar esquemes millors que d'altres[120]. Aquestes diferències es tradueixen en diferents tendències geogràfiques, essent més freqüent l'esquema de dosis elevada a Estats Units, comparat amb dosis baixes a la resta d'Europa. En definitiva, els resultats segueixen essent pobres per l'adjuvància d'aquesta malaltia sovint mínima, però amb gran poder metastàtic.

- Diferents **vacunes** han estat testades per demostrar millora en la curació de melanoma. L'esperança ha estat potenciar la presentació immune i reconeixement antigènic per induir una resposta efectora duradora. Les diferents vacunes han intentat dirigir-se als epítops més atractius i alguns han estudiat la resposta immune induïda, molts cops no lligada a resposta clínica. Les vacunes a base de gangliòsids han intentat activar el sistema immune de cèl·lules B, a nivell humoral[121]. En canvi, les vacunes peptídiques intenten una activació a nivell de les cèl·lules T. Aquesta resposta cel·lular ha estat avaluada en vacunes de combinacions peptídiques amb o sense factors estimuladors de colònies (GM-CSF), mostrant millora en supervivència per aquells pacients amb resposta immune (35%) comparat als que no desenvoluparen immunitat[122].

- Més recentment i amb l'aprovació del primer *immune-checkpoint*, es va plantejar EORTC 18071 per demostrar eficàcia i toxicitat de **ipilimumab** en adjuvància. Aquest assaig fase III aleatoritzat i doble cec per estadi III (pTxpNx), utilitza l'esquema de 10mg/kg de ipilimumab cada 3 setmanes durant 4 dosis i seguiment cada 3 mesos durant 3 anys[123]. Els resultats foren favorables a una millora en la supervivència lliure de recurrència (HR – 0.75, 0.64-0.90, p=0.0013). No obstant, una toxicitat més elevada que la de l'esquema metastàtic, amb especial atenció a les endocrinopaties i la toxicitat grau IV amb resultat mortal en 1% del pacients la fan especialment perillosa en el context d'adjuvància. Ipilimumab, per tant, requereix més estudis per identificar grups beneficiats i supervivència global per definir el valor real d'un esquema amb una toxicitat gens menyspreable.

- Estudis d'adjuvància amb teràpia dirigida, estan actualment en fase de seguiment i a l'espera de resultats (NCT01667419). Degut al baix efecte terapèutic de l'adjuvància estàndard, la inclusió en assajos clínics està altament recomanada.

8.3.2. Metastàtic

Al 2011, la supervivència estimada d'un pacient amb melanoma metastàtic oscil·lava els 8 mesos de vida i menys d'un 10% dels pacients seguien en vida als 5 anys[97]. Tot i haver-se aprovat dos tractaments diferents per melanoma metastàtic – dacarbazina i IL-2 a dosis altes-, cap dels dos havia mostrat benefici en supervivència[124]. Per tant, els tractaments aprovats no eren considerats estàndards i la recomanació era inclusió en assajos clínics.

8.3.2.1. Quimioteràpia

La quimioteràpia en melanoma ha estat considerada l'opció pal·liativa.

- Dacarbazina (DTIC) – amb una taxa de resposta entorn 5-12%, són respostes molt transitòries sense beneficis en supervivència[125]. La temozolamida, un anàleg prodroga de la dacarbazina en forma oral, ha demostrat no-inferioritat a la dacarbazina en un fase III [126]. Tractament amb platins (cis-plati, carboplati) o nitrosourees (fotemustina, lomustina) [127] i taxans (abraxan, docetaxel) han resultat amb respostes modestes sense millores respecte DTIC. Els esquemes de poliquimioteràpia també han fracassat en demostrar millora sobre agent únic.

8.3.2.2. Immunoteràpia

8.3.2..2.1. Interleukina-2 recombinant (rIL-2) a altes dosis (600.000 – 720.000 U/kg cada 8 hores fins a un màxim de 15 dosis/cicle) fou aprovada per la FDA al 1998, amb una resposta del 15% [128], tot i no haver-se testat mai en un fase III [129, 130]. Es tracta d'una citocina que estimula la proliferació i activació de les cèl·lules T, pel que es defineix com immunoteràpia activa. Les respostes en pacients M1a i M1b (subcutànies, ganglionars i pulmonars), són més elevades que les metàstasis en altres òrgans. D'aquells pacients responedors, 44% es mantenen en vida als 6 anys de seguiment, interpretat com a potencial curació. La toxicitat és important i cal administrar la teràpia en centres especialitzats, ja que els efectes poden ser des de toxicitat hemodinàmica (hipotensió, edema, augment de pes, alteració renal), insuficiència respiratòria i neurotoxicitat[131] [132]. Aquesta teràpia no ha estat aprovada per l'EMEA.

8.3.2.2.2. Vacunes – L'efecte de diverses vacunes en melanoma metastàtic ha estat també molt pobre. No obstant, el potencial de la vacunació en les seves diferents formes, està aconseguint millorar els resultats de varis tractament quan administrats en combinació. Un bon exemple eés l'estudi de *Schwartzentruber et al* [133], en què l'addició d'una vacuna peptídica gp100 al tractament amb IL-2 va millorar notablement supervivència lliure de progressió i taxa de resposta. La supervivència global, tot i mostrar tendència no va demostrar milloria significativa en aquest assaig i seguiment. Nombrosos altres assajos avaluen actualment el mateix potencial (NCT00470015). El rol de les cèl·lules dendrítiques, descrites com a font de presentació d'antígens, també pot explotar-se com a immunització activa i estan en curs d'avaluació [134]. Un enfoc diferent és el del virus oncolític T-VEC on la citotoxicitat intralesional del virus força la presentació d'antigen i un gen codifica per GM-CSF [135].

8.3.2.2.3. Bioquimioteràpia – definida com la combinació d'agents citotòxics combinats amb potenciadors immunes com IFN-alpha o rIL-2, o altres immunoteràpies, ha demostrat increment de la taxa de respostes, però en cap cas ha aconseguit millores de la supervivència global, ni tan sols supervivència lliure de progressió [136, 137]. El racional per recolzar la combinació inclou l'augment d'antígens al microambient tumoral després de l'efecte citotòxic. No obstant, la toxicitat hematològica de la quimioteràpia resulta una situació complicada de solucionar.

8.3.2.2.4. Inhibidors de modulació immune (*immune-checkpoints*) – L'estudi de la biologia tumoral i la complexitat immune antitumoral ha portat al mercat un nou grup de fàrmacs amb gran potencial. Descrit per *Science* com tractament "breakthrough" de l'any 2013, la implementació d'aquests tractaments ha despertat gran interès i resultats molt esperançadors[138]. Enlloc de continuar activant el sistema immune, aquest grup de fàrmacs centra la seva activitat en desinhibir la resposta immune innata en el microambient tumoral. Els *immune-checkpoints* més il·lustres han estat l'antigen 4 associat al limfòcit citotòxic (cytotoxic T-lymphocyte associated antigen 4 – CTLA-4) i la proteïna de mort cel·lular programada -1 (programmed cell death-1 – PD-1)[139]. No obstant, són diana d'estudi exhaustiu moltes altres molècules co-activadores i inhibidores de la sinapsis immune[140].

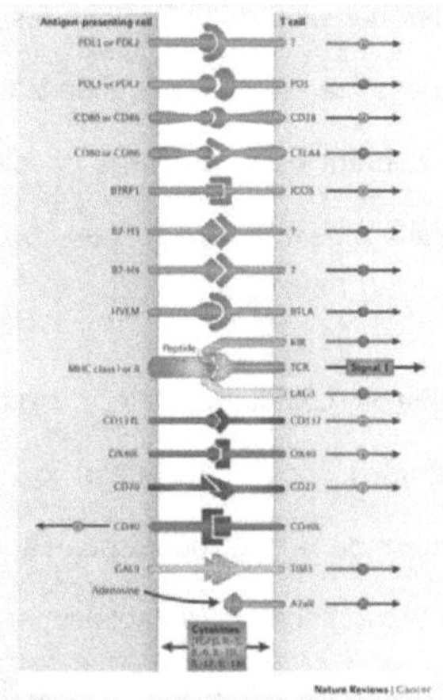

Figura 9. Sinapsis immune amb molècules co-estimuladors i inhibidores, responsable de la resposta de cèl·lules T[140].

- Anti-CTLA-4 – L'activació d'una cèl·lula T posterior a la primera interacció TCR-HLAantigen, requereix una segona senyal co-estimuladora en la que B7.1 s'uneix a CD28. No obstant, posterior a aquesta senyal, l'expressió de CTLA-4 augmenta, la qual competeix i antagonitza per la funció de CD28, creant un fre a la senyal co-estimuladora. Aquest augment d'expressió es dóna de manera ràpida i en la fase inicial d'activació, sovint en la presentació d'antigen perifèrica en ganglis limfàtics[141-143]. El disseny d'un anticòs que s'oposa a aquesta interacció aconsegueix desfrenar la resposta immune. En dos estudis fase III [144, 145], Ipilimumab (MDX-010; Medarex, Inc/ Bristol-Myers Squibb, New York) aconsegueix demostrar la viabilitat del tractament i la superioritat *vs* els braços controls (*vs* vacuna gp100 o *vs* dacarbazina respectivament) aportant per primera vegada un increment en supervivència global. La taxa de resposta per aquest fàrmac en monoteràpia ronda el 10%, però aquests presenten una resposta mantinguda en més del 70% dels casos. En alguns casos cal contemplar una progressió transitòria (pseudoprogressió) prèvia a una resposta posterior. Algunes de les toxicitats típiques descrites per fàrmacs anti-CTLA4 són efectes autoimmunes com rash, colitis, hepatitis, endocrinopaties, ... Aquests efectes poden ser tractats de manera reversible si són afrontats agressivament amb corticoides sistèmics a 1-2mg/kg per dia, des de l'inici. Ipilimumab fou aprovat en primera línia de melanoma metastàtic al març del 2012, després de 14 anys sense cap aprovació en melanoma i per primer cop amb una millora significativa a nivell de supervivència global. La dosis recomanada fou a 3mg/kg cada 3 setmanes amb un total de 4 dosis.

RESPOSTES IMMUNES [146, 147]

Els criteris RECIST poden menysprear o passar per alt respostes immunes. Hi ha certes respostes a les quals els nous assajos hauran d'adaptar-se per valorar correctament el valor del tractament. Per primer cop, la supervivència global es veu més afectada que la taxa de resposta. Això és degut a que les respostes immunes poden ser confuses.

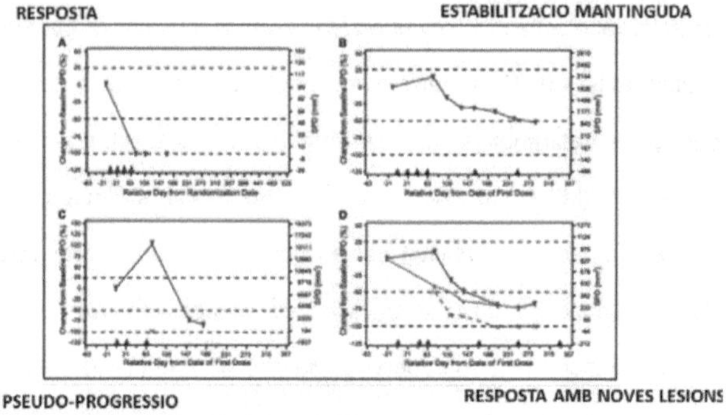

Figura10. Diferents patrons de resposta immune. [146]

- Anti-PD1 – El bloqueig de la sinapsi immune entre PD1 en la cèl·lula T i PD-L1 (B7-H1) i PD-L2 (B7-H2) en la cèl·lula tumoral ha donat uns sorprenents resultats en melanoma i càncer de pulmó. Entendre la biologia d'aquesta interacció i el concepte de immuno-resistència adquirida és crucial per poder seguir avançant en tumors com melanoma i molts altres. La primera diferència amb CTLA4, és que l'expressió de PD-1 i PD-L1 és induïda en teixits perifèrics on hi hagut un reconeixement antigènic amb interacció TCR-antigen prèviament[78]. És doncs, un procés dinàmic i plàstic durant el reconeixement antigènic de cèl·lules T efectores amb el tumor[148, 149]. PD-1 es una proteïna amb funció de prevenir una hiperestimulació immune que podria destruir el teixit i contribueix a la tolerància dels antígens propis [150, 151] [152]. Actualment, dos anticossos bloquegen la interacció de PD-1 amb PD-L1 i PD-L2. L'anticòs nivolumab (Bristol-Myers Squibb) és totalment humà, mentre que pembrolizumab (Merck, Whitehouse Station, NJ, USA) és humanitzat. Ambdós són anticossos IgG4 que bloquegen la unió del receptor PD1 amb els seus lligants PD-L1 (B7-H1, CD274) i amb PD-L2 (B7-DC, CD273). S'han reportat respostes duradores en melanoma metastàtic, però també en càncer de pulmó de cèl·lula no-petita, càncer renal i malaltia de Hodgkin [153-156]. Ambdós anticossos van reclutar en paral·lel un impressionant nombre de pacients per diferents fases i amb similars respostes. En el cas de pembrolizumab, KEYNOTE-001 va incloure 411 pacients tractats a múltiples nivells de dosis amb una taxa de resposta entorn 26% i una supervivència global del 69% [154], també en la població refractària a ipilimumab. Aquests resultats van donar al setembre de 2014 l'aprovació de pembrolizumab per part de la FDA en progressió a ipilimumab[157, 158]. Nivolumab fou posteriorment aprovat al desembre de 2014 com a opció pel melanoma metastàtic que no respon a les línies anteriors[153, 159, 160]. El perfil d'ambdues drogues és molt menys agressiu que les toxicitats descrites prèviament amb ipilimumab, amb toxicitats grau 3-4 rondant el 10-15%.

Arrel d'un altre estudi de combinació, la FDA acaba d'aprobar la combinació de ipilimumab i nivolumab en melanoma metastàtic BRAF *salvatge,* amb un alt nombre de respostes, moltes d'elles complertes[161, 162]. Resulta també especialment atractiu, que tumors mai considerats immuno-responedors, actualment han mostrat un important benefici clínic, obrint portes a noves teràpies. Així, al març de 2015 es va aprovar nivolumab en càncer de pulmó no-cèl·lula petita posterior al tractament o progressió amb platins.

Hi ha una línia de recerca molt activa, en elucidar si les signatures mutacionals associades a cada tipus tumoral es correlacionen amb el patró de resposta (responedors *vs* no-responedors) observada en aquests tractaments[163, 164] Aquells tumors amb més mutacions traduïdes en neoantigens, serien més candidats a resposta. Això acompanyaria al racional que el tabac i l'exposició a llum ultravioleta indueixen més mutacions. No obstant, no s'ha aconseguit validar aquesta hipòtesis en tots els tipus tumorals.

- Anti-PD-L1 - El bloqueig de PD-L1, té un efecte en la interacció PD1:PD-L1. Intents per convertir PD-L1 en un marcador pronòstic han sigut confusos, degut a variacions entre tipus histològics, a anticossos de difícil validació, tècniques de IHQ.... Els estudis fase I desenvolupats amb inhibidors de PD-L1 (MPDL3280A, MEDI4736 i MSB0010718C) han mostrat bona tolerància, sense màxima dosis tolerada i activitat en forma de respostes clínica en una gran diversitat de tumors sòlids com càncer de pulmó, renal, melanoma, colorectal, gàstric i bufeta[165, 166].

8.3.2.2.5. Transferència adoptiva cel·lular – La transferència de cèl·lules pròpies dissenyades o entrenades per atacar el tumor és una teràpia altament personalitzada. Dins d'aquesta modalitat s'han diferenciat 2 enfocs diferents

- Cèl·lules T-autoreactives – consisteix en aïllar els limfòcits T infiltrants a nivell tumoral (LTIs) i després d'una ràpida expansió reinfondre'ls al pacient limfodeplecionat. Aquesta tècnica optimitzada pel grup de *Rosenberg* al National Institute of Health (NIH), ha donat resultats satisfactoris amb un alt percentatge de respostes del 49-72% i moltes d'elles completes i duradores[167, 168]. L'èxit d'aquest enfoc sembla anar altament relacionat amb l'elecció d'aquells LTIs ja presents i amb l'habilitat de reconèixer antígens derivats de mutacions somàtiques exclusives de cada tumor (neoantígens)[169]. En contrapartida, aquest tractament només ha estat disponible a un centre, reclutant un nombre limitat de pacients en fase II, sense haver-se pogut validar en fase III posterior[120]. No obstant, aquestes són remissions duradores i potencialment curatives.

- Cèl·lules T modificades genèticament – La capacitat de modificar genèticament limfòcits i forçar l'expressió de TCR contra antígens tumorals [170] o receptor d'antígens quimèrics [171] (Chimeric antigen receptor - CAR) ha estès les possibilitats d'aconseguir èxit terapèutic. No obstant, la diferència principal entre aquestes dues tècniques rau en l'especificitat vers un antigen particular, enlloc de la diversitat oferta per una població heterogènia de LTIs. El cas dels CARs ha estat altament exitós en el context de la leucèmia aguda limfoblàstica, en què l'homogeneïtat d'un antigen altament específic per aquest tumor i sense implicar toxicitat greu en la seva destrucció, ha aportat remissions del 67% i una supervivència global del 78% als 6 mesos en pacient politractats [172]. Cal destacar el síndrome d'alliberació de citocines es presenta en un grau o altre en tots els pacients, però és tractat amb èxit amb tocilizumab – anticòs anti IL-6.

8.3.2.3. Teràpia dirigida – Aquest és l'altre gran capítol en teràpia de melanoma metastàtic. La teràpia molecular o diana, es diferencia de la quimioteràpia per bloquejar molècules prèviament identificades com a necessàries per la carcinogènesis i el creixement tumoral, a diferència de interferir la divisió ràpida de cèl·lules de manera indiscriminada. En melanoma, aquestes molècules han estat lligades a la via de la MAPK, però també a la via de PI3K-AKT-mTOR.

8.3.2.3.1. Inhibidor de la via de la MAPK – Varis inhibidors de la tirosina quinasa amb especificitat per la cascada de de la MAPK han estat desenvolupats amb diferents respostes en melanoma. Identificar aquesta addicció ha estat crucial per entendre la biologia i posteriorment la resistència a aquests fàrmacs a respostes mai vistes en melanoma. La reacció de la tirosin-quinasa es una interacció que utilitzen les proteïnes per activar o inactivar (repòs) via la fosforilació d'aquesta proteïna. La seva inhibició impedeix l'activació de la proteïna i resulta en una inactivació de la via. Es tracta de fàrmacs orals amb activitat inhibitòria intracel·lular.

8.3.2.3.1.1. Inhibidors de BRAF

- Vemurafenib

El descobriment de la mutació a nivell de *BRAF* en més del 50% del melanoma metastàtic, va permetre el disseny de inhibidors diana per aquesta mutació. Vemurafenib (PLX 4032, Plexxikon, Genentech) és un inhibidor de la mutació en *BRAF* V600, el qual s'ancora al lloc d'unió d'ATP de la quinasa impedint la proliferació cel·lular en aquelles cèl·lules que estan desregulades per la mutació. La seva eficàcia i especificitat és molt més alta en els mutants V600E, però també ha demostrat activitat i benefici en melanomes V600K.

Un seguit d'assajos clínics van posicionar ràpidament vemurafenib al capdavant del tractament del melanoma *BRAF* mutat. BRIM-1 és un assaig fase 1 que inclogué varis tumors, però la gran majoria pacients amb melanoma metastàtic, i un 89% d'ells amb la mutació V600E[173, 174]. L'assaig incloïa una primera fase a 720mg/12h on no es va observar dosis tòxica limitant i va poder escalar-se a 960mg/12h. Les toxicitats més prevalents foren artràlgies, nàusees, astènia, rash i fotosensitivitat. La taxa de resposta observada en la primera fase (720mg/12 hores fou del 69%), mentre que a dosis plenes (960mg/12h) fou del 81%.

En el BRIM-2 (fase II), es van reclutar 132 pacients amb *BRAF* V600 mutat prèviament documentat i es van tractar a dosis plenes de 960mg/12h[175] [176]. La taxa de resposta per RECIST v1.1 fou del 53%, amb un 6% de respostes completes. La supervivència lliure de progressió fou de 6.8mesos i només un 14% dels pacients demostraren resistència innata, amb un 29% d'estabilització de la malaltia. La supervivència global fou de 15.9 mesos.

L'assaig definitiu fou el BRIM-3 (fase III) en què es compara el tractament estàndard per melanoma metastàtic (dacarbazina 1000mg/m2 cada 3 setmanes) *vs* vemurafenib 960mg/12h en melanoma irressacable en estadi IIIC o IV amb mutació *BRAF* V600 sense haver rebut tractament previ[177, 178]. Es reclutà un total de 675 pacients i s'aleatoritzaren en 2 grups iguals (1:1). En l'estudi intermedi la supervivència global als 6 mesos era de 84% *vs* 64% per vemurafenib i dacarbazina respectivament. De la mateixa manera la reducció de risc de mort era del 63%, així que es recomanà acabar l'assaig i permetre el creuament del grup tractat amb dacarbazina. En aquest assaig es reporta un 18% de lesions cutànies biopsiades amb resultat de queratoacantoma o carcinoma escamós cutani. Amb aquest resultat, vemurafenib és aprovat per la FDA a l'agost de 2011 per pacients amb melanoma irressecable o metastàtic amb mutació de *BRAF* V600.

ACTIVACIO PARADOXAL [179]
L'efecte inhibitori dels iBRAF en cèl·lules BRAF mutades, pot ser oposat en cèl·lules BRAF salvatge. Aquest fenomen te important rellevància en els queratoacantomes i carcinomes escamosos 2aris a iBRAF

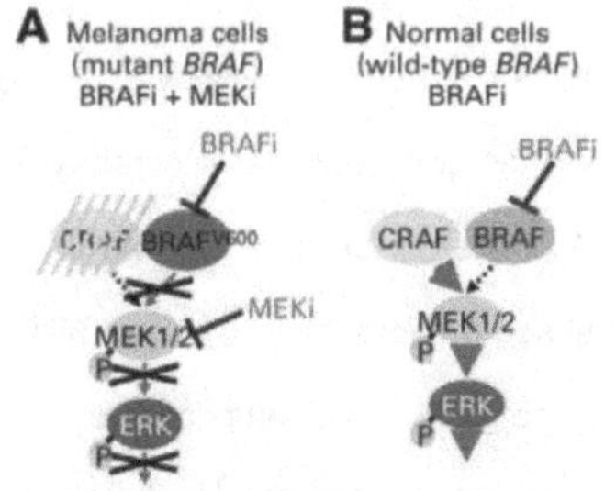

- Dabrafenib.

El següent inhibidor de BRAFV600 fou dabrafenib, aprovat al maig del 2013 per melanoma irressecable o metastàtic amb mutació de *BRAF* V600E. L'assaig clínic BREAK (fase I) que va reclutar 184 pacients, va posicionar la dosis de 150mg/12h i va mostrar un perfil de toxicitat similar al de vemurafenib. La taxa de resposta en el grup que va rebre dosis plenes fou del 50% (18/36)[180].

L'assaig fase II avalua l'eficàcia en un grup de pacients amb melanoma metastàtic prèviament tractats i amb mutació comprovada a V600[181]. Es mostra que la resposta és superior en els pacients amb mutació V600E comparat a V600K (59% *vs* 13% respectivament). No obstant, no s'aprecien canvis significatius en supervivència global i supervivència a 1 any.

Finalment l'assaig fase III (BREAK-3) va aleatoritzar 250 pacients en un disseny 3:1 amb 187 pacients amb melanoma metastàtic o irressecable IIIC tractats amb dabrafenib 150mg/12 h i 63 pacients van rebre dacarbazina 1000mg/m2 cada 3 setmanes amb opció de creuar a dabrafenib a la progressió (44% dels pacients creuaren). La taxa de resposta en el grup de dabrafenib fou del 50% [182].

Dabrafenib, feu l'esforç de dissenyar un assaig clínic per pacients amb *BRAF* V600E i V600K amb metàstasis cerebrals, tractades o no amb irradiació total cerebral. Aquest grup de pacients, tan prevalent en melanoma, mai havia estat encarat pel seu mal pronòstic. L'assaig BREAK-MB descriu una taxa de resposta intracranial del 39% en el grup de pacients amb mutació V600E tractats amb dabrafenib sense tractament local, comparat al 31% que sí havien rebut radioteràpia. La supervivència global per les dues cohorts fou de 31 setmanes[183]. Aquest estudi situa dabrafenib com una bona opció en pacients amb melanoma metastàtic amb mutació a *BRAF* V600 i metàstasis cerebrals.

8.3.2.3.1.2. Inhibidor de MEK

Els inhibidors de MEK, varen considerar-se molt prometedors i potents en base als estudis preclínics en línies cel·lulars *BRAF* i *NRAS* mutades. No obstant els estudis clínics han demostrat una limitada finestra terapèutica i toxicitats considerables. Cal destacar, que el potencial que pot aportar un inhibidor de MEK va lligat a evitar l'activacio paradoxal i per tant disminuir les manifestacions cutànies observades en inhibidors de BRAF.

- Trametinib

Es tracta del primer inhibidor de MEK aprovat per la FDA. Es tracta d'un inhibidor altament selectiu de MEK1/2. En l'estudi fase III METRIC, es compara trametinib 2mg/dia *vs* dacarbazina o paclitaxel (2:1) en pacients amb melanoma irresecable o melanoma metastàtic amb BRAFV600E o V600K. Les toxicitats més rellevants i limitants de dosis són rash, retinopatia serosa central, disminució de la fracció d'ejecció ventricular i diarrea, però les més freqüents foren astènia, edema i HTA. En cap cas es va descriure toxicitat cutània en forma de queratoacantoma o carcinoma escamós. La taxa de resposta fou del 24% amb un HR del 0.53 (0.30-0.94, p=0.0181) a favor de trametibinib. Així mateix la supervivència global als 6 mesos era de 81% *vs* 67% per trametinib i quimioteràpia respectivament [184]. Al maig del 2013 es va aprovar trametinib en pacients amb melanoma irressecable o metastàtic i mutació demostrada de *BRAF* V600E O V600K, però sense haver estat tractats amb teràpia de inhibidors de BRAF prèviament.

- MEK-162

Es tracta d'un inhibidor molt selectiu de MEK1/2, el qual va demostrar activitat en melanomes *BRAF* i *NRAS* mutats en un fase II, rebent 45mg/12h. La taxa de resposta fou del 20% en ambdós grups, no obstant cal remarcar que la taxa de toxicitat fou elevada i un 13% dels pacients *NRAS* i un 27% dels pacients *BRAF* foren retirats de l'estudi. Aquests són resultats preliminars i considerats amb cautela per la toxicitat, però es tracta del primer agent testat en melanoma *NRAS* que ha mostrat activitat. [195]

8.3.2.3.1.3. Combinació inhibició BRAF+MEK.

- Dabrafenib + Trametinib

Com a conseqüència de la resistència derivada dels inhibidors de BRAF en monoteràpia i també de la toxicitat cutània derivada de l'activació paradoxal, el tractament en combinació amb inhibidors de MEK ha estat recolzat amb un fort racional darrera. COMBI-DT és un estudi fase III que avalua l'eficàcia de la combinació dabrafenib i trametinib (150/1mg al dia, o 150/2mg al dia) comparat amb dabrafenib en monoteràpia[185]. La taxa de resposta fou superior en la dosis de combinació 150/2 mg al dia i també la supervivència lliure de progressió (9.4 i 5.8mesos per la combinació i dabrafenib respectivament). Aquest assaig clínic dóna l'aprovació de trametinib 2mg/dia i dabrafenib 150mg/12h combinat per pacients amb melanoma irressecable o metastàtic amb BRAF V600E o V600K.

Un altre assaig clínic fase III (COMBI-V) compara dabrafenib i trametinib a vemurafenib en monoteràpia en un disseny 1:1. L'estudi va acabar reclutament i ha tingut un primer anàlisis, però encara està en procés d'anàlisis. Fins al moment, es valida altre cop una llarga supervivència lliure de progressió (11.4 mesos *vs* 7.3 mesos per la combinació i vemurafenib respectivament), així com una avantatge en la supervivència global també. Aquesta teràpia s'ha convertit en el "gold standard" per melanoma metastàtic amb mutació de *BRAF*.

En paral·lel, altres estudis exploren el paper d'aquesta combinació en adjuvància i neoadjuvància (COMBI-Neo).

- Vemurafenib + Cobimetinib

Cobimetinib es un inhibidor no-competitiu, amb alta afinitat per MEK1/2. Gràcies al fase III aleatoritzat s'ha comparat l'eficàcia de vemurafenib en monoteràpia, comparat a vemurafenib amb cobimetinib combinats. Un grup de 495 pacients amb mutació de BRAF V600, sense tractament previ, foren aleatoritzats a vemurafenib amb cobimetinib *vs* vemurafenib amb placebo. La supervivència lliure de progressió es va veure clarament beneficiada de la combinació amb 9.9mesos, comparat a 6.2 mesos per la monoteràpia, igual que la supervivència global als 9 mesos (81% *vs* 73%) i un HR de mort o progressió de 0.51 per la combinació[186]. Actualment estan pendents els resultats d'explorar altres aplicacions per la combinació, com metàstasis cerebrals, tractament adjuvant o combinació amb antiangiogènics.

RESISTENCIA A iMAPK

Els inhibidors de la via de la MAPK indueixen respostes ràpides en la majoria de pacients amb mutació a *BRAF* V600, no obstant, la resistència és pràcticament un fenomen universal. La recerca ha elucidat varis mecanismes de resistència adquirida, doncs el fenomen clonal indueix heterogeneïtat a l'hora d'esdevenir resistents a la teràpia.

Hi ha 2 fenòmens predominants

1. ***Depenent de la MAPK (MEK)*** - 70% dels casos
   També denominat depenent de MEK, ja que els fenòmens descrits depenen de la transmissió via MEK i la inhibició d'aquest pot revertir el procés.
   - Mutacions *NRAS* [187]
   - Augment de la regulació de COT [188]
   - Variants alternatives ("spliced") [189]
   - Amplificació *BRAF* [190]
   - Mutacions en *MEK* [191]
   - Secreció HGF [192]
   -
2. **Independent de la MAPK (MEK)** - 30%
   - Sobre-regulació de la via PI3K-AKT-mTOR [193]
   - Sobreexpressió de receptors de tirosina quinasa (RTK) [187]

Inclús amb la combinació de inhibidors de BRAF i MEK, la resistència apareix i amb addicció a la droga [194]. S'estan posant en pràctica nous esquemes de tractament, però sembla evident que algun altre fenomen intervé en aquesta selecció. L'estudi de les càncer stem cells sembla jugar un paper important igual que els fenòmens de reprogramació [195]

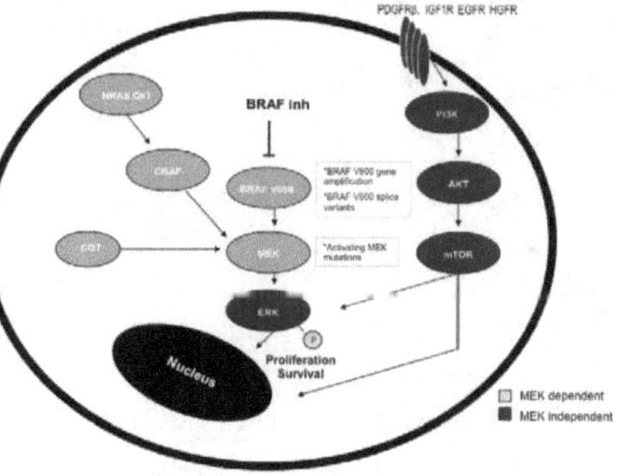

Figura 12. Mecanismes de resistència associats a inhibidors de la MAPK.

8.3.2.4. Teràpia combinada (teràpia diana i immunoteràpia)

No hi ha cap dubte que el desenvolupament paral·lel de fàrmacs diana contra la via de la MAPK, juntament amb tractaments de immunoteràpia, sobretot el bloqueig de "*immune-checkpoints*" han revolucionat el panorama del melanoma metastàtic i l'esperança dels seus pacients. Hi ha un interès creixent en aprofitar les avantatges d'ambdós teràpies per crear un índex de resposta més elevat i una resposta més duradora. El racional darrera aquest enfoc es basa en varis conceptes com [196]

- Augment presentació antigènica
- Activació paradoxal dels limfòcits
- Disminució de l'ambient microtumoral immunosupressor
- Modulació de "*immune-checkpoints*" a nivell tumoral

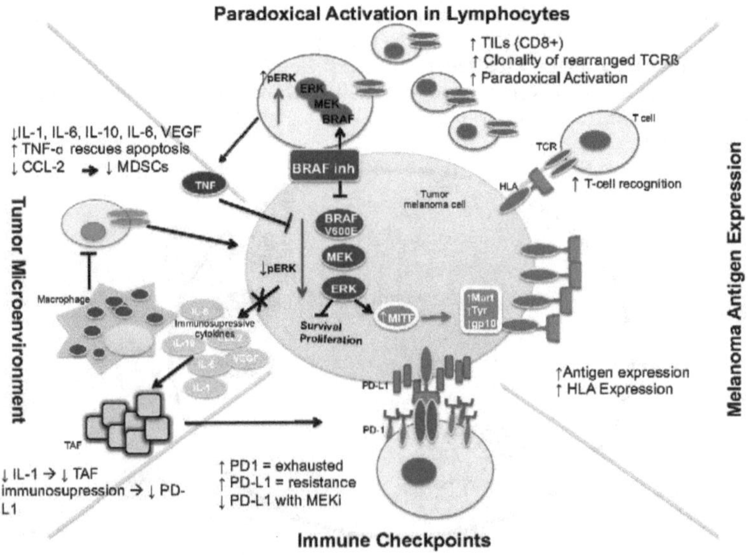

Figura 13. Efectes dels inhibidors de BRAF en cèl·lules de melanoma i cèl·lules immunes. [196]

OBJECTIUS

En els darrers anys, l'oncologia ha rebut els fruits d'anys de investigació. Un dels primers èxits que canvià la pràctica clínica, fou l'aparició de petites molècules amb efectes diana de teràpia dirigida. Entre ells, destaca com a fàrmac estrella contra leucèmia mieloide crònica imatibib, el quals revolucionà les opcions terapèutiques de pacients afectats i en situació avançada [197]. Més recentment, una nova corrent de tractaments ha reproduït resultats en diferents tumors sòlids, com a conseqüència d'alliberar els frens al sistema immune [76]. Per primer cop, pacients que han estat tractats amb aquests medicaments han presentat respostes duradores de més de 10 anys, plantejant el concepte de remissions o potencials curacions en malaltia metastàtica[198].

Aquests dos capítols de l'oncologia moderna han tocat de ben d'aprop el camp del melanoma metastàtic, oferint als seus pacients canvis paradigmàtics. No obstant, aquest treball vol aprofundir en ambdós teràpies, per tal d'aportar coneixement a mancances i reptes.

Vemurafenib fou la primera molècula en mostrar benefici clínic al bloquejar la via de la MAPK en pacients *BRAF* mutats. Observar respostes en el 60% dels pacients amb mutacions de *BRAF* i benefici clínic en més del 80% fou molt encoratjador. No obstant, la resistència innata és present en el 30-40% dels pacients i acaba essent inevitable en els responedors inicials. Aquest ha suposat un camp de recerca molt interessant i ha explorat tant la resistència innata com l'adquirida com a entitats diferencials i amb característiques peculiars. Varis grups han coincidit en agrupar sensibilitat i resistència innata segons la diferenciació melanocítica i nivells de MITF/AXL[199, 200]. Per altra banda, en la resistència adquirida, varis mecanismes han estat descrits fins al moment[187-193], tal i com s'enumerava en l'apartat anterior.

L'acumulació d'aberracions mutacionals dificulta la lluita contra la resistència. No obstant, l'estructura lineal de la via de la MAPK i la convergència en una activació sostinguda d'ERK, ha suggerit l'ús de molècules que bloquegin el final de la via, inhibidors d'ERK.

Per altra banda, cal recordar que un 40% de tots els melanomes metastàtics són *BRAF*-salvatge, el que significa que són portadors de mutacions a *NRAS* o fenotip no-*BRAF*/no-*NRAS*. Per aquests pacients les opcions terapèutiques segueixen essent escasses i no han vist impactada la seva evolució en base els nous tractaments de teràpia dirigida.

D'aquest raonament surt el primer dels dos objectius d'aquesta tesis

1. **Noves estratègies envers resistència a iMAPK i melanoma no-*BRAF* mutat.**

   1.1. **Activitat antitumoral de l'inhibidor d'ERK SCH772984 contra melanoma *BRAF* mutat, *NRAS* mutat i fenotip salvatge** (Antitumor activity of the ERK inhibitor SCH772984 against *BRAF* mutant, *NRAS* mutant and wild-type melanoma).

En el següent capítol, trobem fàrmacs innovadors, que destinen el seu efecte a modular el sistema immune, enlloc d'atacar el tumor directament. Aquesta nova perspectiva ha rebut molta atenció degut a resultats recents molt encoratjadors. La immunoteràpia té diferents formes de presentació, però ha estat l'alliberació dels frens la que ha donat l'oportunitat als pacients a experimentar remissions a llarg termini. Aquests són els anomenats moduladors immunes o "*immune-checkpoints*". Tot i que s'insisteix en agrupar-los sota el mateix nom, cadascú té efectes diferents segons el tipus de tumor i el context en el que el desbloqueig es produeix. Així, aquest treball ha volgut donar més llum a un dels efectes poc estudiats com és el bloqueig de CTLA4 a nivell perifèric. Una qüestió especialment important per entendre millor la baixa taxa de resposta i alta toxicitat. El segon dels objectius d'aquesta tesis doctoral és:

2. Efectes immunomoduladors del bloqueig de CTLA-4

2.1. El bloqueig de CTLA4 amplia el repertori perifèric de TCR.

(CTLA4 Blockade Broadens the Peripheral T-Cell Receptor Repertoire)

RESULTATS

1. Combatre la resistència adquirida a iMAPK

1.1. Antitumor activity of the ERK inhibitor SCH772984 against *BRAF* mutant, *NRAS* mutant and wild-type melanoma.

Deborah JL Wong†, Lidia Robert†, Mohammad S Atefi, Amanda Lassen, Geetha Avarappatt, Michael Cerniglia, Earl Avramis, Jennifer Tsoi, David Foulad, Thomas G Graeber, Begonya Comin-Anduix, Ahmed Samatar, Roger S Lo and Antoni Ribas.

† - Van contribuir en parts iguals

1. Departament de Medicina, Divisió de Hematologia-Oncologia, Universitat de Califòrnia Los Angeles (UCLA), 11-934 Edifici Factor, Los Angeles, CA, USA
2. Universitat Autònoma de Barcelona (UAB), Barcelona, Espanya.

Molecular Cancer. 2014 Aug 20;13:194. doi: 10.1186/1476-4598-13-194.

Context – En melanoma, la desregulació de la via de la MAPK sol ser una conseqüència de mutacions somàtiques en *BRAF* V600 o NRAS Q61. Aquesta porta a una activació constitutiva de senyalització via ERK. Els inhibidors de BRAF son efectius de manera inicial en melanomes *BRAF* mutats, però no hi ha cap teràpia dirigida aprovada per la FDA per aquells melanomes resistents a inhibidors de BRAF, NRAS mutats o fenotip salvatge.
Mètodes – El 50% de la concentració inhibitòria (IC50) de SCH772984, un inhibidor de ERK1/2, ha estat calculat en un panell de 50 línies cel·lulars de melanoma. Els efectes de senyalització en la via de la MAPK i AKT foren investigats via western blot i cicle cel·lular per citometria de flux.
Resultats – La sensitivitat va agrupar en tres grups les línies cel·lulars; sensible per IC50<1uM; sensibilitat intermèdia per IC50 1-2uM; i resistents per IC>2uM. Quinze de les 21(71%) línies cel·lulars amb *BRAF* mutat, incloent 4 amb resistència innata a vemurafenib, foren sensibles a sch772984. Totes tres (100%) doble mutants *BRAF/NRAS*, les 11 de 14 (78%) *NRAS* mutats i 5 de 7 (71%) de fenotip salvatge foren també sensibles. Entres les línies *BRAF* V600 mutades amb resistència adquirida in vitro (AR), les que el mecanisme de resistència tenia una reactivació de la via de la MAPK, mostraren sensibilitat a SCH772984. SCH772984 va causar detenció en G1 i induir apoptosis.
Conclusions – Combinar vemurafenib i SCH772984 en melanomes *BRAF* mutats va demostrar efectes sinergètics en una majoria de línies cel·lulars i va retardar l'inici de resistència adquirida en la majoria de línies cel·lulars en tests de llarga duració *in vitro*. Així doncs, SCH772984 pot aportar benefici clínic com a tractament per melanoma *BRAF* no-mutat, així com en melanoma *BRAF*-mutat amb resistència innata o adquirida, tan en monoteràpia com en combinació amb inhibidors de BRAF.

Wong et al. Molecular Cancer 2014, 13:194
http://www.molecular-cancer.com/content/13/1/194

MOLECULAR CANCER

RESEARCH — Open Access

Antitumor activity of the ERK inhibitor SCH722984 against BRAF mutant, NRAS mutant and wild-type melanoma

Deborah JL Wong[1†], Lidia Robert[1†], Mohammad S Atefi[1], Amanda Lassen[1], Geetha Avarappatt[1,7], Michael Cerniglia[1], Earl Avramis[1], Jennifer Tsoi[2], David Foulad[1], Thomas G Graeber[2], Begonya Comin-Anduix[3,4], Ahmed Samatar[5], Roger S Lo[2,4,6] and Antoni Ribas[1,2,3,4*]

Abstract

Background: In melanoma, dysregulation of the MAPK pathway, usually via *BRAF*^{V600} or *NRAS*^{Q61} somatic mutations, leads to constitutive ERK signaling. While BRAF inhibitors are initially effective for *BRAF*-mutant melanoma, no FDA-approved targeted therapies exist for BRAF-inhibitor-resistant *BRAF*^{V600}, *NRAS* mutant, or wild-type melanoma.

Methods: The 50% inhibitory concentration (IC50) of SCH772984, a novel inhibitor of ERK1/2, was determined in a panel of 50 melanoma cell lines. Effects on MAPK and AKT signaling by western blotting and cell cycle by flow cytometry were determined.

Results: Sensitivity fell into three groups: sensitive, 50% inhibitory concentration (IC_{50}) < 1 μM; intermediately sensitive, IC_{50} 1-2 μM; and resistant, >2 μM. Fifteen of 21 (71%) *BRAF* mutants, including 4 with innate vemurafenib resistance, were sensitive to SCH772984. All three (100%) *BRAF/NRAS* double mutants, 11 of 14 (78%) *NRAS* mutants and 5 of 7 (71%) wild-type melanomas were sensitive. Among *BRAF*^{V600} mutants with *in vitro* acquired resistance to vemurafenib, those with MAPK pathway reactivation as the mechanism of resistance were sensitive to SCH772984. SCH772984 caused G1 arrest and induced apoptosis.

Conclusions: Combining vemurafenib and SCH722984 in BRAF mutant melanoma was synergistic in a majority of cell lines and significantly delayed the onset of acquired resistance in long term *in vitro* assays. Therefore, SCH772984 may be clinically applicable as a treatment for non-*BRAF* mutant melanoma or in *BRAF*-mutant melanoma with innate or acquired resistance, alone or in combination with BRAF inhibitors.

Keywords: ERK inhibitor, BRAF inhibitor, Melanoma, Targeted therapy, Acquired resistance

Background

Currently, targeted therapy for metastatic melanoma hinges on determining *BRAF* mutational status. Approximately 50% of all melanomas contain an activating *BRAF*^{V600}, a serine-threonine kinase which functions as an oncogenic driver. This constitutively activates the MAPK pathway via sequential phosphorylation of MEK and then ERK. Vemurafenib and dabrafenib, two type I RAF inhibitors, selectively inhibit *BRAF*^{V600}, leading to improvements in both progression free survival and overall survival for patients with this disease [1-3]. However, BRAF inhibition is not effective in the remaining 50% of *BRAF* wild-type melanoma, including *NRAS*^{Q61} melanoma. Indeed, treatment of non-BRAF mutant cells with dabrafenib or vemurafenib would result in paradoxical activation of the MAPK pathway, mediated by CRAF [4,5].

For *BRAF*^{V600} mutant melanoma, initial response rate to BRAF inhibitors (BRAFi) is beyond 50%, though median duration of response is only 6-7 months. Resistance to BRAFi has been reported to occur via MAPK-dependent and -independent mechanisms. Reported MAPK-dependent mechanisms include secondary mutations in *NRAS* [6] or

* Correspondence: aribas@mednet.ucla.edu
†Equal contributors
[1]Department of Medicine, Division of Hematology-Oncology, University of California Los Angeles (UCLA), 11-934 Factor Building, Los Angeles, CA, USA
[2]Department of Molecular and Medical Pharmacology, UCLA, Los Angeles, CA, USA
Full list of author information is available at the end of the article

MEK [7,8], upregulation of the COT pathway [9], mutant *BRAF* gene amplification [10] or development of $BRAF^{V600E}$ splice variants [11]. MAPK-independent mechanisms of acquired resistance also occur, through the upregulation of receptor tyrosine kinases (RTKs), such as the platelet-derived growth factor beta (PDGFRβ) [6], or the insulin growth factor receptor 1 (IGF1R), or deletions of *PTEN* [12]. These all lead primarily to enhanced PI3K/AKT/mTOR signaling rather than reactivation of the MAPK pathway. These mechanisms of acquired resistance are generally mutually exclusive and predict for susceptibility to inhibition with other targeted therapies *in vitro*; cell lines with secondary $NRAS^{Q61}$ mutations remain sensitive to a MEK inhibitor [13] (MEKi), while cell lines displaying RTK upregulation are cross-resistant to a MEKi but sensitive to a PI3K, AKT or mTOR inhibitor in combination with vemurafenib [14,15].

Combining BRAFi and MEKi delays the development of resistance *in vitro* compared to treatment with BRAFi or MEKi alone [16,17]. Likewise, a phase I/II clinical trial of dabrafenib and trametinib in $BRAF^{V600}$ mutant metastatic melanoma resulted in progression-free survival of 9.4 months compared to 5.8 months in patients treated with dabrafenib alone. Response rates for the combination and dabrafenib alone treatments were 76% and 54%, respectively [2]. However, resistance develops both *in vitro* and *in vivo* to this combination, thus additional treatments for melanoma are needed.

MEKi may have clinical activity in *NRAS* mutant melanoma. *In vitro*, inhibition occurs at nanomolar concentrations [13]. Resistance to MEKi is MAPK dependent [18-20]. *In vivo*, MEK inhibitors are effective in *NRAS*-mutated melanoma, though therapeutic activity is modest compared to BRAFi in *BRAF* mutant melanoma [21,22].

Inhibition of ERK1 and ERK2 (ERK1/2) is a promising strategy to address both innate and acquired resistance to BRAFi and MEKi, regardless of the upstream mechanism(s) of MAPK reactivation. ERK1/2, the main downstream effectors of the MAPK pathway, activate proteins such as RSK and transcription factors needed to regulate cellular growth and survival [23,24] such as cyclin D1, which promotes progression through the G1 phase of the cell cycle [25]. There is extensive crosstalk between MAPK and PI3K/AKT pathways [26]. While some data indicate that activation of the MAPK pathway may decrease AKT signaling [27], cross-activation of the PI3K/AKT/mTOR pathway has been shown to be mediated directly by activation of ERK or via activation of RSK, leading to activation of mTORC1 [28,29]. Cross-inhibition versus cross-activation may vary based on cellular context or be timing dependent. Therefore, inhibiting ERK may result in inhibition of the oncogenic MAPK signaling in most melanomas, with added effects of partially inhibiting proliferative signals through the PI3K/AKT/mTOR pathway.

SCH772984 is a potent, ATP competitive and non-competitive inhibitor of ERK 1/2, with additional allosteric properties that inhibit ERK activation/phosphorylation by MEK [30]. It has been shown to be effective at nanomolar concentrations in multiple tumor cell lines including breast, colon, and melanoma [30]. SCH772984 specificity for ERK1/2 kinases occurs at concentrations up to 1 μM and it inhibits phosphorylation of downstream ERK targets such as RSK. Given its specificity for ERK and the potential for ERK inhibition to inhibit both MAPK and PI3K/AKT pathways, we evaluated the susceptibility of wild-type, mutant BRAF- or NRAS-melanoma, and BRAF-mutant melanoma with acquired BRAFi resistance. We also tested the effect of combined BRAF and ERK inhibition on BRAF-mutant melanoma in short-term and long-term cultures to determine if combination therapy would result in improved inhibition or delay the development of resistance *in vitro*.

Results

BRAF-mutant melanoma cell lines are sensitive to ERK inhibition

Twenty-one melanoma cell lines containing mutations in the *BRAF* gene were evaluated to determine sensitivity to SCH772984 (ERKi). As a comparison, sensitivity to vemurafenib was also determined. $BRAF^{V600E}$ was the most frequently observed BRAF mutation, present in 17 of 21 cell lines. M381 contains $BRAF^{V600R}$ substitution, M414 contains $BRAF^{V600K}$, M417 contains $BRAF^{G466E}$ and M420 contains $BRAF^{L597S}$ mutation. Among the 21 cell lines, sensitivity to vemurafenib or SCH-772984 fell into 3 groups: highly sensitive (50% inhibitory concentration, IC_{50} < 1 μM), intermediate sensitivity (IC_{50} 1–2 μM) and resistant (IC_{50} > 2 μM). 15 cell lines were highly sensitive to SCH-772984 with IC_{50} less than or equal to 1 μM. Of the 12 cell lines highly sensitive to vemurafenib, all contain $BRAF^{V600E}$ and were also sensitive to SCH-772984. Interestingly, M399, M414, M308, and M409 were sensitive to SCH-772984 but only intermediately sensitive (M399, M409 and M414) or resistant (M308) to vemurafenib. With the exception of M414, all non-V600E mutants were resistant to both vemurafenib and SCH772984 (Figure 1A). As a comparison, sensitivity to the MEKi trametinib segregated all cell lines into three different groups: highly sensitive (IC_{50} < 2nM), intermediately sensitive (IC_{50} 2-30nM) and resistant (IC_{50} > 30 nM) (Additional file 1: Figure S1). In general, cell lines sensitive to SCH772984 were also sensitive to trametinib.

We next determined a time-course of SCH772984 on MAPK and PI3K/AKT pathway signaling for M238, a SCH772984-sensitive $BRAF^{V600E}$-mutant melanoma cell line and M233, a SCH772984-resistant $BRAF^{V600E}$-mutant

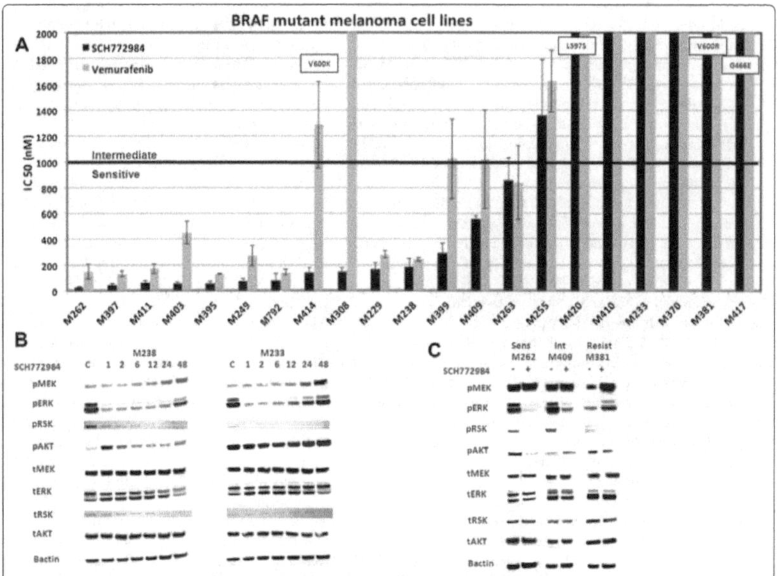

Figure 1 Effect of SCH-722984 on BRAF-mutant melanoma cell lines. A. IC_{50} (nM). 21 BRAF-mutant melanoma cell lines were exposed to 0–10 μM SCH-722984 (black bars) or vemurafenib (grey bars) and cell viability determined by ATP-based bioluminescence assay. Results are the mean of three experiments, performed in duplicates (n = 6). Error bars are standard deviation. Non-V600E substitutions are denoted in the bar graph for each corresponding cell line (M420, $BRAF^{L597S}$; M381, $BRAF^{V600R}$, M417, $BRAF^{G466E}$, M414, $BRAF^{V600K}$). Bar at 1 μM denotes threshold between sensitive and intermediate. Resistant cell lines have IC_{50} higher than 2 μM. **B.** Timecourse effects of SCH722984 on the MAPK signaling. SCH722984-sensitive M238, SCH722984-resistant M233, were treated in a timecourse manner with 500nM SCH722984 at 1, 2, 6, 12, 24 and 48 hours compared to DMSO as solvent control **(C)**. Phosphorylated or total MEK, ERK1/2, RSK, AKT, or beta-actin as loading control were determined by western blot analysis. **C.** Effects of SCH722984 on the MAPK signaling at 24 hours. SCH722984-sensitive M262, SCH722984-resistant M381, SCH722984-intermediately sensitive M409 cells were treated for 24 h with DMSO as solvent control (−) or 500 nM SCH722984 (+).

melanoma cell line (Figure 1B). For both M233 and M238, treatment with 500nM SCH772984 inhibited pRSK, a known ERK1/2 downstream target, as well as pERK1/2 itself. For the resistant M233, the MAPK inhibition was strong as early as 1 hour post treatment, with decreased pERK and near-complete disappearance of pRSK. However, between 12 and 24 hours we observe a rebound in the pathway with a return to baseline pERK1/2 levels and an induction in pMEK above baseline levels by 24 hours. Little change in pAKT was seen at any timepoint up to 24 hours, though a mild induction was seen at 48 hours. For the sensitive M238, pRSK levels also decreased as early as 1 hour and levels continued to decrease thereafter. Meanwhile, pERK1/2 remained suppressed through 24 hours. By 48 hours, pERK1/2 levels increased, though at reduced levels compared to baseline. Concomitant with this, pMEK levels remained unchanged until 24 hours and increased further by 48 hours. Regarding pAKT, an early induction at 1 hour occurred, followed by decreases thereafter though never becoming completely suppressed even at 48 hours. In both cell lines, pRSK remained blocked at all timepoints, demonstrating ongoing, potent inhibition of ERK1/2 activity by SCH772984. These data supports that the distinction between sensitive and resistant cell lines could be best made based on pERK recovery at 24 hours, as recovery of the feedback loop that restores MAPK activity occurred by 24 hours in the resistant cell line whereas the sensitive cell line required longer than 24 hours. Therefore, for subsequent analyses, we selected 24 hours as the optimal timepoint to compare signaling in our cell lines.

As shown in Figure 1C, three *BRAF* mutant cell lines representative of the different sensitivity groups to SCH772984 were profiled in terms of downstream signaling inhibition at 24 hours: a highly sensitive cell line (M262, $BRAF^{V600E}$), an intermediately sensitive cell line (M409, $BRAF^{V600E}$), and a resistant cell line (M381, $BRAF^{V600R}$). For M262, treatment with SCH772984 resulted in disappearance of pRSK, disappearance of pERK1/2, decrease in pAKT, and slight induction of pMEK at 24 hours. M409 had a similar cell signaling profile as M262, consistent with its modest sensitivity. For M381induction of pMEK and pERK1/2 were seen with no change in pRSK at 24 h.

To determine the effect of SCH772984 on the PI3K/AKT pathway, we first evaluated the baseline pAKT levels for a group of cell lines (Additional file 2: Figure S2). We found a weak correlation with the activity of the PI3K/AKT pathway and sensitivity to SCH772984 for BRAF mutants. For example, M238 and M409 are two clear examples of cell lines with low levels of pAKT related to sensitivity to SCH772984. For both of them, ERK inhibition with SCH772984 was accompanied by an upregulation of pAKT levels even at 24 hours treatment (Figure 1B). M233 was among the resistant $BRAF^{V600E}$ melanoma cell lines, which appeared to have increased pAKT at baseline compared to other *BRAF* mutant cell lines. Consistent with this, M233 is a PTEN null cell line and has a concomitant *AKT1* amplification [31]. After treatment with SCH772984 (Figure 1B), these levels stay constant, indicating that dual inhibition with SCH772984 and AKT/mTOR inhibitors may be a useful strategy. In contrast, M262 is an *AKT1* amplified cell line [31] with high sensitivity to SCH772984 and vemurafenib. Treatment of M262 with SCH772984 reduced both pERK1/2 and pAKT levels, indicating blockade of the MAPK pathway and PI3K/AKT pathway at the same time (Figure 1C). In general, the presence of *AKT1* or *AKT2* amplification did not preclude sensitivity to SCH772984, as three of five such cell lines were highly sensitive to SCH772984 (M229, M249, and M262), one was intermediately sensitive (M255), and M233 and M308 were resistant (Figure 1A).

Given high baseline pAKT levels were seen in some cells resistant to ERK inhibition (Additional file 2: Figure S2) and the persistence of pAKT activity with SCH722984 treatment, we evaluated the effect of SCH772984 in combination with the AKT inhibitor MK-2206 or the mTOR inhibitor MK-8669. The addition of either the AKTi or mTORi always resulted in more potent cell growth inhibition compared to ERKi alone (Additional file 3: Figures S3A and 3B). Combining SCH772984 with the mTOR inhibitor MK-8669 was particularly synergistic. For BRAF-mutant cell line M233, both combinations resulted in more complete decrease in pERK compared to treatment with SCH772984 alone. Despite the improved inhibition of the MAPK pathway, the levels of pAKT were largely unaffected by the addition of MK-2206 or MK-8669 (Additional file 3: Figure S3C).

Potent SCH772984-mediated ERK inhibition in *BRAF*-wild type melanoma cell lines

Currently, there is no effective targeted therapy for *BRAF* wild-type melanoma, which comprises 50% of all melanomas. Fourteen *NRAS* mutant melanoma and seven cells lines with wild-type *BRAF* and *NRAS* were evaluated for SCH772984 sensitivity. As shown in Figure 2A, while all *NRAS*-mutant cell lines were resistant to vemurafenib, 11 of 14 were highly sensitive to SCH772984 ($IC_{50} < 1$ μM). Across the 11 NRAS sensitive cell lines, two of them were Q61L (M296 and M311), four were Q61K (M408, Sbcl2, WM1366, M245 and M244), one was Q61H (M243) and three were Q61R (SKMEL173, M296 and M412a). Interestingly, the three cell lines with IC50 > 1uM (M202, M207 and M318) were exclusively NRAS Q61L mutated. Sensitivity to trametinib are shown in Additional file 4: Figures S4A and 4B for NRAS-mutant and wild-type melanoma cell lines, respectively. Consistent with the profile for sensitive cell lines, treatment with SCH772984 for the sensitive M408 resulted in decreased pRSK, disappearance of pERK1/2, and slight induction of pMEK, with no change in total RSK, MEK, ERK 1/2, or AKT. For the resistant M202, a modest induction of pMEK with some decrease in pERK and pRSK was observed at 24 hours (Figure 2B). Treatment with SCH772984 resulted in upregulation of pAKT levels for M408 and WM1366 (Additional file 3: Figure S3C). Consistent with the synergistic growth inhibition seen with combining SCH772984 and either MK-2206 or MK-8669, pAKT levels were abrogated with the addition of MK-2206 (AKT inhibitor) and MK-8669 (mTOR inhibitor) (Additional file 3: Figure S3A-C).

For *BRAF* and *NRAS* wild-type melanoma cell lines, all seven were sensitive to ERK inhibition, with six of seven highly sensitive to SCH772984 (Figure 3A), including M418, which is a $KRAS^{G12A}$ mutant. Consistent with this, treatment with SCH772984 in the highly sensitive M285 line resulted in complete disappearance of pRSK, decreased pERK1/2 and induction of pMEK. M257, which is intermediately sensitive to SCH722984, had near-complete disappearance of pRSK, though pERK1/2 was slightly induced at 24 hours. Phospho-MEK was also induced in treated cells. No changes in pAKT with SCH772984 were seen in either M285 or M257 (Figure 3B). These data indicate that SCH772984 may be effective against a majority of *BRAF* wild-type cell lines including *NRAS* mutants and *BRAF/NRAS* wild-type melanoma cell lines which remain dependent on the MAPK pathway for continued growth.

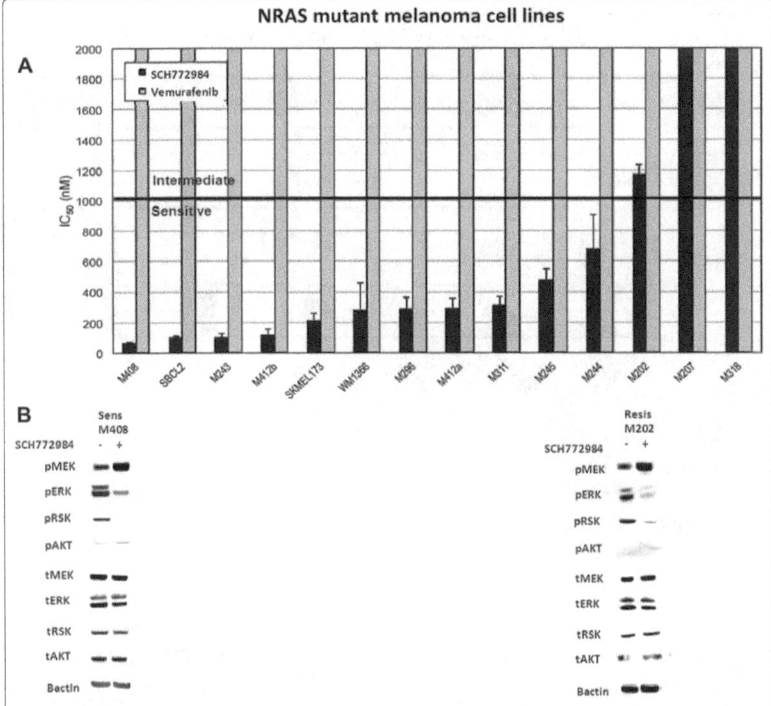

Figure 2 Susceptibility of NRAS-mutant melanoma cell lines to SCH-722984. A. IC_{50} (nM). Melanoma cell lines containing mutations in *NRAS* were exposed to 0–10 μM SCH-722984 (black bars) or vemurafenib (grey bars), and the cell viability determined. Results are the mean of three experiments, performed in duplicate (n = 6). Error bars are standard deviation. Bar at 1 μM denotes threshold between sensitive and intermediate. Resistant cell lines have IC_{50} higher than 2 μM. **B**. Effects of SCH722984 on MAPK signaling. SCH722984-resistant M202 and SCH722984-sensitive M408 were treated for 24 h with DMSO as solvent control (–) or 500 nM SCH722984 (+). Phosphorylated or total MEK, ERK 1/2, RSK, AKT or beta-actin as loading control were determined by western blot analysis.

SCH722984 is effective in *BRAF*-mutant melanoma with acquired vemurafenib-resistance

The IC_{50} of SCH722984 or vemurafenib was next determined in eight *BRAF*-mutant vemurafenib-resistant melanoma cell lines (Figure 4A). M376 and M398, two *BRAF/NRAS* double mutant cell lines derived from the same patient tumors, were highly sensitive to SCH722984, despite high resistance to vemurafenib. M376 is a spontaneously arising double mutant, whereas M398 was established from tumor from the same patient upon progression on vemurafenib. Similar to their isogenic parental cell lines, potent growth inhibition with SCH772984 was also seen for three $BRAF^{V600E}$ mutant melanoma cell lines with *in vitro*-derived vemurafenib resistance (polyclonal population): M395AR, M397AR, and M249AR4. Previously data demonstrated that these cell lines reactivate the MAPK pathway via generation of BRAF splice variants (M395AR and M397AR) [7,24], or via secondary *NRAS* mutation (M249AR4) [6]. In contrast, M229AR9, M238AR2 and M409AR1 remained highly

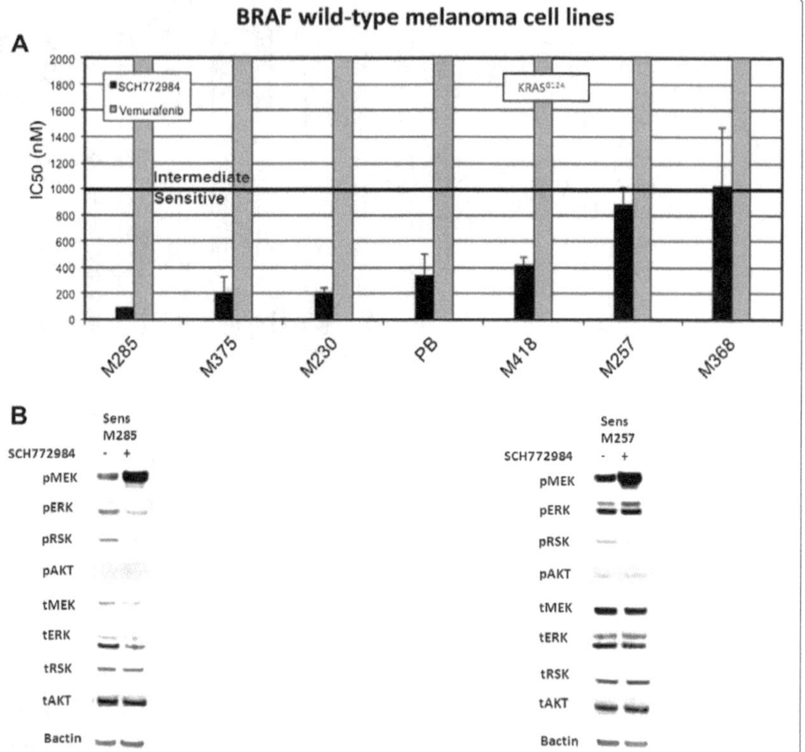

Figure 3 Susceptibility of BRAF/NRAS wild-type melanoma to SCH-722984. A. IC_{50} (nM). Cells were treated with 0–10 μM SCH-722984 (black bars) or vemurafenib (grey bars) and cell viability determined by ATP-based bioluminescence assay. Results are the mean of duplicate experiments, performed in triplicate (n = 6). Error bars are standard deviation. Bar at 1 μM denotes threshold between sensitive and intermediate. Resistant cell lines have IC_{50} higher than 2 μM. **B**. Effects of SCH722984 on MAPK signaling. SCH-722984-resistant M257 and SCH-722984-sensitive M285, were treated for 24 h with DMSO (−) or 500 nM SCH722984 (+). Phosphorylated or total MEK, ERK 1/2, RSK, AKT or beta-actin as loading control were determined by western blot analysis.

resistant to SCH722984 with IC50s >2uM. For M229AR9 and M238AR2 upregulation of RTK is the mechanism of vemurafenib resistance [6]. The mechanism of resistance for M409AR is unknown at this time, and studies are ongoing to delineate the mechanism underlying BRAFi-resistance.

Consistent with the signaling for other sensitive cell lines, all three *BRAF/NRAS* double mutants (M376, M398, M249AR4) displayed decreased pRSK and pERK1/2 at 24 hours with no detectable change in pMEK. In the paired parental and acquired-resistance cell lines, treatment of the parental cell lines (M397, M249, M229, M238 and M409) with SCH722984 resulted in disappearance of pRSK, decrease in pERK1/2. Interestingly, we observed again up-regulation of pAKT levels after treatment with SCH772984 in M398, M376, M397AR, M249AR4, and M409AR1, suggesting a rapid upregulation of the PI3K/AKT/mTOR pathway. This suggests that dual inhibition with SCH772984 and an AKT or mTOR inhibitor may result in more potent

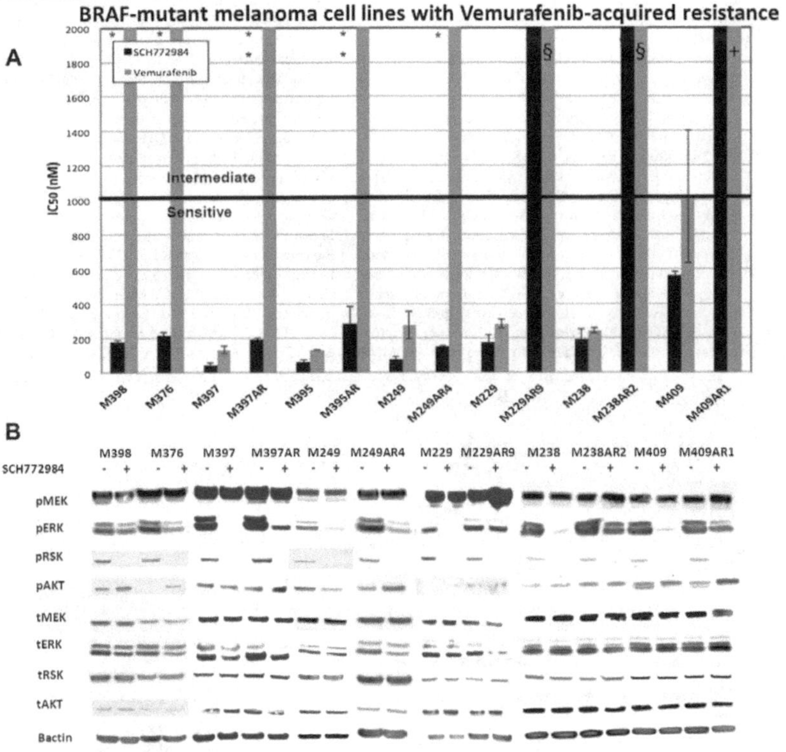

Figure 4 SCH722984 in BRAF-mutant melanoma cell lines with vemurafenib-acquired resistance. A. IC_{50} (nM) to SCH-722984 or vemurafenib. M398 and M376, two melanoma cell lines established from tumors progressing on vemurafenib, as well as six parental *BRAF* mutant melanoma cell lines and their paired *in vitro* derived vemurafenib-acquired resistance sublines (AR) were grown in the presence of 0–10 μM SCH-722984 (black bars) or vemurafenib (grey bars). Values are mean of three experiments, performed in duplicate (n = 6). Error bars are standard deviation. Bar at 1 μM denotes threshold between sensitive and intermediate. Resistant cell lines have IC_{50} higher than 2 μM. *: BRAF/NRAS double mutant, **: BRAF splice variant, §: Receptor tyrosine kinase upregulation, †: resistance mechanism unknown. **B**. Effect of SCH772984 on MAPK signaling. Western blot analysis was performed to evaluate the effect of 24 hour exposure to 500 nM SCH&22984 (+) or DMSO (−) on phospho- or total MEK, ERK 1/2, RSK, AKT or beta-actin as loading control.

growth inhibition. For M397AR and M249AR4, the disappearance of pERK was robust. In contrast, for the resistant M229AR9, M238AR2 and M409AR1, though treatment with SCH772984 resulted in disappearance of pRSK, pMEK appeared to be induced and pERK1/2 remained almost unchanged (Figure 4B).

Synergistic inhibition with combination BRAF and ERK inhibition

We next determined whether combining BRAF and ERK inhibition could result in synergistic inhibition by dual MAPK pathway inhibition. Treatment of M238 and M792, two $BRAF^{V600E}$-mutant melanoma cell lines highly sensitive to singular treatment with vemurafenib and SCH772984, with equimolar concentrations of combined vemurafenib and SCH772984 treatment resulted in potent synergistic growth inhibition with IC_{50} of 10nM (Figure 5A, 5B). Combining vemurafenib with SCH772984 resulted in a more profound decrease in pRSK and pERK for the highly sensitive M262 and M792 lines compared to untreated controls or treatment with either agent alone. M262 resulted in decreased pAKT levels after all three treatments. For M308, which is resistant to vemurafenib and sensitive to SCH772984, as pRSK was already completely absent with treatment with SCH772984 alone, no additional effect of the combination was apparent (Figure 5C). Interestingly, at 24 hours post treatment, induction of pMEK and pERK was already seen, indicating rapid feedback recovery for M308, despite its sensitivity to SCH772984. A slight decrease in pERK1/2 was seen with SCH772984 treatment, with a compensatory increase in pMEK. The generally more resistant M308 and M370 lines, in contrast to the generally more sensitive M262 and M792 lines, did not show a decrease in pMEK when combining the two drugs, which seems to be due to the lack of activity of vemurafenib in these resistant cells. No additive effect from the dual upstream blockade could be noticed in the immediate downstream targets, indicating that the pathway remained active (Figure 5C). All cell lines sensitive to BRAFi were also sensitive to the combination. Four intermediately sensitive cell lines to BRAFi became highly sensitive to the combination, with improved pathway inhibition compared to ERK inhibition alone in all cases. More importantly, highly resistant cell lines to BRAFi became sensitive (M420, M308, M410) or intermediately sensitive (M417, M370, M229AR, M409AR1) to the combination. Three remained resistant but with a slightly improved IC_{50}. C.I.s demonstrated synergy with combined BRAF and ERK inhibition for all cell lines except M308, in which dual treatment with vemurafenib and SCH772984 is only additive (Figure 5D).

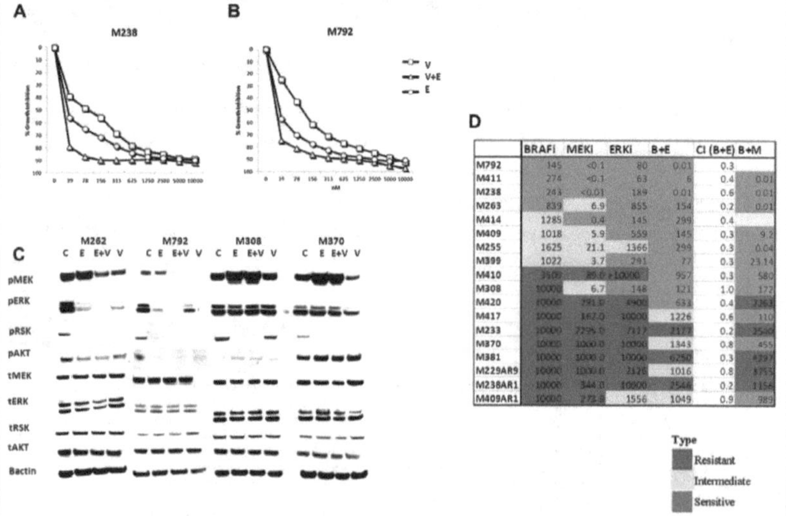

Figure 5 Susceptibility of *BRAF* mutant melanoma cell lines to MAPK inhibitors. Percent growth inhibition of **(A)** M238 and **(B)** M792. After 120 hours treatment with 0–10 μM vemurafenib (V, squares), SCH722984 (E, circles), or the combination (V + E, triangles), cell viability was determined by bioluminescence assay. Results are representative data in duplicate from three independent experiments (n = 6). **C.** Effect of BRAF-, ERK- inhibition or the combination on MAPK signaling. Cell lines were treated with DMSO (control, C), 500 nM Vemurafenib (BRAFi, B), 500 nM SCH722984 (ERKi, E) or the combination of vemurafenib and SCH722984 (B + E) for 24 hours. Western blots analyzed for phospho- and total MEK, ERK1/2, RSK, AKT and actin as loading control. **D.** IC_{50} (nM) to MAPK inhibitors and synergistic effect. BRAF-mutant melanoma cell lines were treated with 0–10 μM vemurafenib (BRAFi) or SCH722984 (ERKi), the combination (B + E) or 0–1 μM trametinib (MEKi). Green indicates sensitivity, yellow intermediately sensitive, and red for resistant. The CI column indicates the combination index of vemurafenib and SCH722984.

We next examined whether cells inherently resistant to BRAFi could be sensitive to a MEK inhibitor (MEKi) or ERKi. Sensitivity of *BRAF* mutant melanoma cell lines to BRAFi predicted sensitivity to MEK and ERK inhibitors. Furthermore, 10 cell lines inherently resistant to BRAFi were often sensitive to MEK and ERK inhibition, and cell lines resistant to BRAFi or MEKi were relatively more sensitive to SCH722984. Indeed, combining BRAF with ERK inhibition potently decreased the equimolar IC_{50} of all cell lines and resulted in synergy in all but one case (M308), including M255, M399 and M420, which are completely resistant to individual inhibitors (Figure 5D). Because the combination on BRAF combined with MEK inhibition is currently FDA approved for $BRAF^{V600}$ mutant melanoma, we also determined the IC_{50} for the combination of vemurafenib and trametinib. The results showed potent growth inhibition and synergy in all cell lines. Sensitivity to the vemurafenib + trametinib combination generally overlapped with sensitivity to the vemurafenib + SCH722984 combination (Figure 5D), consistent with the idea that both combinations cause dual MAPK blockade. The growth curves for the vemurafenib + trametinib combinations are shown in Additional file 5: Figure S5.

Effects of MAPK pathway inhibition on cell cycle progression and apoptosis

To determine the effect of BRAF or ERK inhibition on cell cycle progression and apoptosis, cells were treated with SCH772984, alone or in combination with vemurafenib for 48 hours then stained with DAPI and intracellularly for cleaved PARP and analyzed by flow cytometry. Treatment with either of these two inhibitors resulted in an increase in the sub-G0 population, the G1 population, as well as an increase in cleaved PARP levels which indicates apoptotic cells (Figure 6A). A modest increase of 3-10% was seen in the sub-G0 population for all cell lines treated with vemurafenib, SCH772984 or the combination. The amount of subG1 increase did not correlate with sensitivity or resistance to the MAPK pathway inhibitors. In contrast, for the G0-G1 populations, there was a correlation with sensitivity, with an up to 40% increase in G0-G1 population seen in the sensitive cell lines M238 and M792, while the resistant cell lines M233 and M299 demonstrated only a 10% increase in the G0-G1 population for the combination treatment. Concomitant with the increase in G0-G1, a decreased proportion of cells were observed in S-phase, with the largest decreases of over 20% seen in the sensitive cell lines M792 and M238 (Figure 6B). Treatment of the sensitive cell lines, M238 and M792, with SCH772984 alone or in combination with vemurafenib resulted in a dramatic increase in cleaved PARP reaching induced percentages around 40-50%. In comparison, the resistant cell lines (M233 and M299) had cleaved PARP at 20-25% (Figure 6C). With the exception of M299, a statistically significant increase in cleaved PARP was seen in all cell lines treated with SCH772984, or the combination of SCH772984 and vemurafenib, compared to vemurafenib alone. Combinatorial treatment offered a statistically significant increase in cleaved PARP compared to vemurafenib alone in all cell lines (20% increase in sensitive cell lines and 10% increase in resistant cell lines compared to vemurafenib alone). However only a trend towards increased cleaved PARP fractions was observed comparing combinatorial treatment with SCH772984 alone without reaching statistical significance.

To address whether there are differences in MEK inhibition or ERK inhibition on apoptosis, we performed cell cycle analysis on three melanoma cell lines with distinct sensitivity profile to SCH772984: M263 (sensitive), M255 (intermediately sensitive) and M370 (resistant). All three cell lines demonstrated good synergy for the combination of vemurafenib and SCH772984. Cell lines treated with SCH772984 or the combination of vemurafenib + SCH772984 had the highest levels of cleaved PARP. In comparison, trametinib, did not induce the same levels of apoptosis in any case. In terms of effects on the cell cycle, G0-G1 arrest was maximally induced by ERK inhibition also (Additional file 6: Figure S6). This data support the potent activity of SCH772984 both as a single agent and in combination.

Combining BRAF and ERK inhibition delays the development of resistance

Given the potent synergistic inhibition seen when combining vemurafenib and SCH772984, we hypothesized that chronic exposure to dual inhibition would significantly delay the development of resistance compared to either single agent alone. To test this hypothesis, long term cultures were established in 96-well plates to allow both qualitative and quantitative assessment of the effect of each drug alone or their combination on M238 and M792, which are highly sensitive to both inhibitors and for which dual therapy was highly synergistic (Figure 7A). Treatment with 500nM vemurafenib initially suppressed growth of M238 and M792, however, by 42 days of treatment, several wells were confluent and cells had normal morphology, indicating development of BRAFi-resistance. In contrast, very few cells were seen in plates treated with ERKi alone or in combination at 42 days (Figure 7B). For ERKi-treated M792 plates, confluent wells were not seen until 84 days. When cell viability was quantified at day 44 for BRAFi-treated cells, over 90% of the wells had >10,000 viable cells. In contrast, many fewer viable cells were seen for M792 treated with ERKi alone or in combination with BRAFi measured at day 84. Only 20% of the wells treated with ERKi alone and <5% of wells treated with the combination had >10,000 cells (Figure 7C). For M238, similar data were seen, though in this case, treatment with 500nM

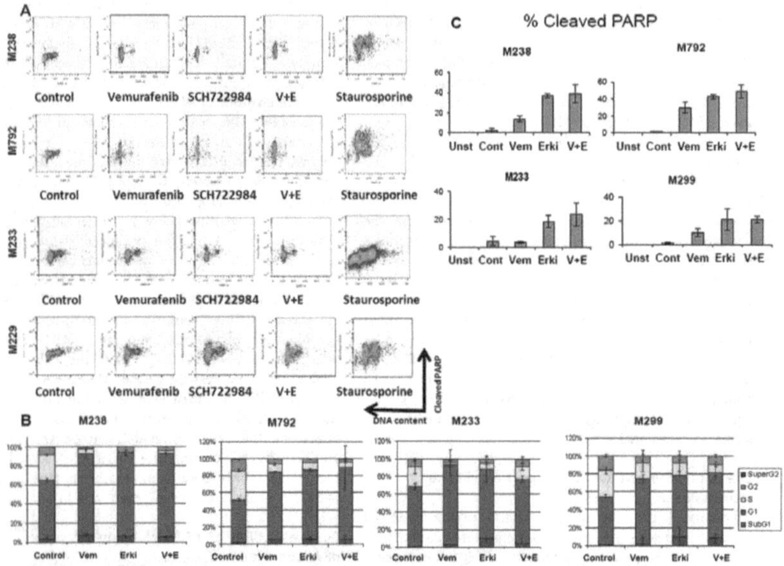

Figure 6 Effect of SCH722984, vemurafenib or the combination on cell cycle progression and apoptosis in BRAF-mutant melanoma cell lines. Two sensitive cell lines (M238 and M792) and two resistant cell lines (M233 and M299) were exposed to DMSO as vehicle control (Unst, control unstained: Control, control stained), 1 μM vemurafenib (Vem), SCH722984 (ERKi), the combination (V + E) or 1 μM staurosporine for 48 hours. **A.** Cell cycle progression was tested by DAPI staining solution and induced apoptosis by cleaved PARP (PARP-Ax700). Figures are representative of triplicate experiments. **B.** Quantitative analysis of the cell cycle progression by DAPI staining using flow cytometry shows the percentage of cells in sub-G0 (blue), G0/G1 (red), S phase (yellow), or G2/M (green). Numbers on the bar graph represent percentage of cells in G0/G1. Columns represent mean values of three independent experiments (n = 3); bars, SEM. **C.** Apoptosis in response to MAPK inhibitors. Percentage of apoptotic cells positive for cleaved PARP (PARP-Ax700) in this four melanoma cell lines. Columns represent mean values of three independent experiments (n = 3); bars, SEM; *, P < 0.05.

ERKi alone delayed the development of resistance until 140 days. Most strikingly, for M238, 280 days, twice that for SCH772984 alone, were required for resistance to the combination of vemurafenib and SCH772984 to develop (Figure 7D). Taken together, these data provide preliminary *in vitro* evidence that SCH772984 may more potently and more durably inhibit *BRAF*-mutant melanoma compared to single agent vemurafenib, and that the combination of BRAF and ERK inhibition results in better inhibition than either alone. These data are intriguing and should be further validated *in vivo*.

Discussion

Our work reports the potent activity of SCH772984 against a large panel of well-characterized melanoma cell lines. SCH772984 is highly active amongst *BRAF*-mutant, *NRAS*-mutant, double mutant and double wild-type melanoma cell lines, and this drug potently inhibited some lines with innate resistance or acquired resistance to vemurafenib. The efficacy of SCH772984 in *NRAS*-mutant and double wild-type melanoma was also striking with the majority being highly sensitive.

Previously published reports have documented promising preclinical activity of ERK inhibition in BRAFi or MEKi resistant cell line models [30,32,33]. Our data are consistent with the work of Carlino *et al.*, who demonstrated that SCH772984 induced cell death for all sensitive cell lines. SCH772984 also resulted in growth inhibition of only melanoma cell lines with MAPK-dependent mechanisms of BRAFi-resistance, and not those with RTK upregulation

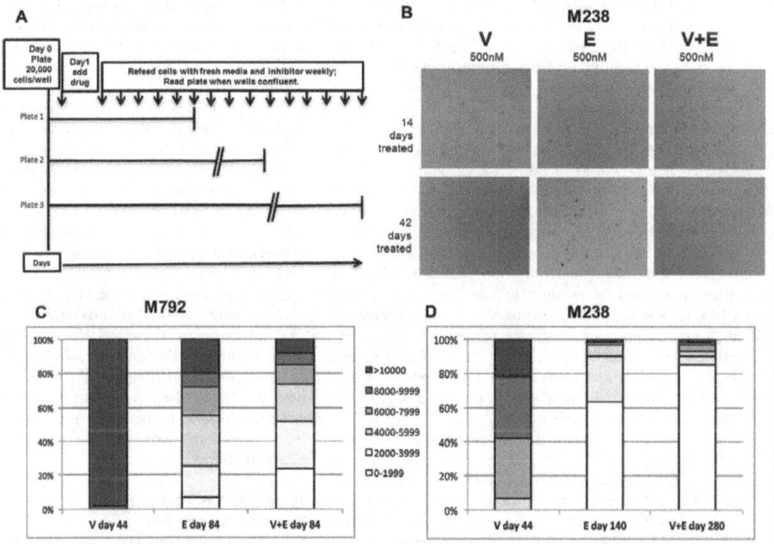

Figure 7 Effect of combined MAPK inhibition on long-term melanoma cultures. M238 and M792, two MAPK inhibitor-sensitive cell lines, were chronically exposed to 500nM of Vemurafenib (V), SCH722984 (E) or combination (V + E) in 96-well plates. **A.** Schematic. For each cell line, 20,000 cells/well were plated on 96-well plates. The following day, all cells on the plate were treated with 500nM of each drug or combination. Fresh media containing the appropriate inhibitor(s) was added weekly. When cells in several wells were confluent, viable cells were quantified by MTS assay and cell numbers were determined by comparing with a standard curve of known cell numbers. **B.** Microscopic imaging of treated M238 cells photographed at 14 days (top) or 44 days (bottom) of treatment. **C.** Quantitative analysis of viable cells for M792 at 44 days (V) or 84 days (E and V + E). **D.** Quantitative analysis of viable cells for M238 at 44 days (V), 140 days (E) or 280 days (V + E). The percentage of wells with 1–1,000 (white), 2,000-3,999 (tan), 4,000-5,999 (yellow), 6,000-7,999 (orange), 8,000-9,999 (red) and >10,000 (brown) viable cells are shown. Data are representative of triplicate independent experiments.

as the mechanism of BRAFi resistance. Furthermore, their work demonstrated that trametinib less completely inhibited MAPK signaling compared to inhibition with VX-11e, an ERKi tool compound [33]. Since resistance to BRAFi or MEKi is highly dominated by the reactivation of the MAPK pathway (acquisition of *RAS* mutations, *BRAF*^{V600} amplifications, *MEK* mutations, *BRAF*^{V600E} amplification or the Δ2-8 BRAF splice variant [30] or secondary RTK overexpression), SCH772984 is a promising strategy to delay or revert resistance and has demonstrated activity in our BRAFi-resistant melanoma cell lines with reactivation of the MAPK pathway mechanism of resistance. Unfortunately resistance to SCH772984 may appear and resistance mechanisms will likely differ from those characterized thus far. We observed that increased pAKT levels at baseline levels were tightly correlated with intrinsic resistance to SCH772984 in the BRAF- mutant melanoma cell lines. Little to no pAKT activity was found in two NRAS mutant or two double wild type cell lines. Indeed, Carlino *et al.* hypothesize consistently in their work that pAKT levels for BRAF mutant melanoma cells may play a key role in resistance. SCH772984 is unique, having both ATP competitive and non-competitive properties, leading to suppression of both the downstream factors of and pERK1/2 itself which was observed in short term treatment (less than 12 hours) of cell lines tested in this study. This was further elucidated by Morris *et al.*, who demonstrated that the inhibition of pERK1/2 is not just mediated by inhibitor binding to MEK. Instead, they hypothesize that binding of SCH772984 to ERK protein not only prevents ATP binding and therefore phosphorylation of downstream targets like RSK, but that ERK binding also inhibits the ability of MEK protein to access and phosphorylate ERK1 at threonine 202/tyrosine 204 and ERK2 at threonine 185/tyrosine 187 [30]. Additionally, the data herein underscore the importance of MAPK feedback loops in sensitivity to SCH772984 given the consistent finding that cell lines resistant to SCH772984 are able to rapidly recover pMEK and pERK activity, while those sensitive to SCH772984 have delayed ability to do so. One notable exception to this signaling pattern is M308, which demonstrated a rapid recovery of MAPK activity even at 24 hours after ERKi-treatment, despite its sensitivity to SCH772984. In work ongoing in the lab, among 5 BRAF-mutant cell lines sensitive to SCH772984, M308 was the only cell line to develop resistant subclones after 2 months of chronic exposure to SCH772984 (data not shown). This indicates that feedback recovery may be an important predictor of development of acquired resistance to ERKi. Given that pRSK remains suppressed at all time points tested, reactivation of the MAPK pathway may allow signaling through other ERK downstream targets, such as cyclin D1.

Previous data supports that pERK signaling recovers rapidly after vemurafenib treatment, yet cells remain growth arrested [16]. Besides the synergistic effect of vemurafenib and SCH772984, our data supports a strong induction of apoptosis with the ERKi compared to the BRAFi alone. This should encourage combined therapy approaches to strengthen the therapy against feedback loops reactivated after single point blockade. The strategic aspect of ERK inhibition both blocking downstream in the MAPK pathway and blocking the cross-talk with Pi3K/AKT can support a rationale to combine inhibition of both pathways.

Both the non-competitive inhibitory properties of SCH772984 and its ability to cause reactivation of the MAPK pathway may explain the synergy seen with combination BRAF- and ERK-inhibition in the vast majority of *BRAF*-mutant melanoma. It may also explain the dramatic delay in development of resistance seen with BRAF-inhibitor in *BRAF*-mutant melanoma tested in this study. At first glance, the idea of inhibiting two points in the same pathway may seem redundant. However, as shown herein, the dual inhibition approach may be a good strategy to control the feedback loop reactivation that occurs with singular treatment with ERKi. Carlino *et al.* [33] , recently published that combinatorial blockade with relatively high concentrations of the ERKi, Vx-11e (10 μM) and PI3K/AKT inhibitor BEZ235 (2 μM) more completely induced cell death in BRAF-inhibitor resistance melanoma cell lines compared to the combination of trametinib (10nM) and BEZ235. Consistent with this, Lassen *et al.* recently demonstrated that MAPK and PI3K pathway dual inhibition can effectively inhibit melanoma cells [34]. Given the likely differences in toxicity profile of both combinatorial approaches, clinical evaluation of both BRAFi/ERKi and ERKi/PI3Ki should be pursued. Further investigations regarding the mechanisms underlying both primary and acquired resistance to SCH772984 are ongoing.

Conclusions

Currently, at least two ERK inhibitors are in phase I studies, including MK8353, a clinical grade analog of SCH772984, and BVD-523. Our preclinical findings demonstrate the ability of SCH772984 to inhibit the majority of melanoma cell lines tested. Over 50% of all melanoma patients are non-*BRAF* mutated, with *NRAS*-mutant and double wild-type comprising 15-20% and 40% of melanoma patients, respectively. As there are currently no FDA-approved targeted therapies for these non-*BRAF* mutated melanoma, these data provide intriguing preclinical basis for further development and testing of ERK inhibitors for these melanoma subtypes, as well as for combinatorial therapy with BRAF and ERK inhibitors in BRAF-mutant melanoma. Therefore, ERK inhibitors hold much promise to augment the armamentarium of effective targeted therapies for melanoma, regardless of *BRAF* mutational status and irrespective of sensitivity to BRAF inhibitors.

Materials and methods

Reagents and cell lines

SCH722984 (Erk inhibitor), MK-2206 (AKT inhibitor) and MK-8669 (mTOR inhibitor) were obtained through a materials transfer agreement with Merck Sharp & Dohme Corp. (Whitehouse Station, New Jersey). Vemurafenib and trametinib were commercially purchased (Selleck Chemicals, Houston, TX). All drugs were reconstituted in 100% dimethyl sulfoxide (DMSO) to a final concentration of 10 mM. With the exception of Sbcl2, SKMel173, WM1366, which were obtained from Dr. Roger S. Lo (UCLA), all other human melanoma cell lines were established from patient biopsies under UCLA- IRB #02–08-067, as previously described [31]. Cells were cultured in RPMI 1640 with L-glutamine (Mediatech, Inc, Manassas, VA), 10% fetal bovine serum (FBS, Omega Scientific, Tarzana, CA), and 1% penicillin, streptomycin and fungizone (PSF, Omega Scientific). Cultures were incubated in a water-saturated incubator at 37°C with 5% CO_2.

Cell viability

All cell lines were treated in duplicates with 0–10 μM of SCH722984, vemurafenib and trametinib alone or in combination and constant amount of DMSO for all the conditions. After incubation for 72–120 hours, the cell viability was determined using CellTiter-Glo Luminescent Cell Viability Assay (Promega, Madison, WI), an ATP-based bioluminescent assay, as per manufacturer's instructions. Each experiment was repeated independently at least 3 times.

For long-term culture experiments, M238 and M792 cell lines were plated at 20,000 cells per well in 96-well plates and chronically exposed to 500nM of vemurafenib, SCH722984 or the combination. Cells were re-fed with fresh media containing the appropriate inhibitor(s) weekly. Pictures were taken weekly to document visual differences in between conditions. Plates were considered for cell viability reading with [3-(4,5-dimethylthiazol-2-yl)-5-(3-carboxymethoxyphenyl)-2-(4-sulfophenyl)-2H-tetrazolium (MTS) (Promega) as previously described [31] when several wells appeared visually to be >90% confluent. The number of viable cells in each well was determined based on a standard curve of known cell numbers. Each condition was repeated in triplicate independent experiments.

Western blotting

All melanoma cells were washed with ice-cold phosphate buffered saline (PBS) twice and lysed with RIPA buffer containing phosphatase and protease inhibitors (all from Sigma Aldrich, St. Louis, MO). Protein extracts were separated with SDS-PAGE in 4-12% tris-glycine gels and transferred to immun-blot PVDF membrane. After blocking for 1 hour in PBS containing 0.1% Tween 20 and 5% nonfat milk or 5% bovine serum albumin (BSA) in PBS, the membrane was exposed to various primary antibodies overnight, followed by secondary antibodies conjugated to horseradish peroxidase. ECL-Plus kit (Amersham Biosciences Co, Piscataway, NJ) was used to check immunoreactivity and blots were scanned using a Typhoon scanner (Amersham Biosciences Co.). Primary antibodies included pERK Thr202/Tyr204, total ERK, pMEK Ser217/221, total MEK, pAKT Ser473, total AKT, pRSK, total RSK, beta-actin (all from Cell Signaling Technology, Danvers, MA).

Cell-cycle analysis and assessment of apoptosis by flow cytometry

M238, M792, M299 and M233 melanoma cell lines were incubated with 1 μM of DMSO as vehicle control, vemurafenib, SCH772984, or the combination for 48 hours. Cells were collected and fixed with BD Cytofix/Cytoperm (BD Biosciences, San Jose, CA), washed with BD Perm/Wash Buffer 1x and resuspended in 500 μL of 4,6-diamidino-2-phenylindole (DAPI) solution at a final concentration of 2 mg/mL, 0.001% Nonident P-40, and 1% BSA in PBS (Sigma-Aldrich). Analysis was performed after acquiring 12,000 cellular events in G0-G1 gate per sample. For analysis of apoptosis, cells were checked at the level of cleaved poly [ADP-ribose] polymerase (PARP). After fixation and permeabilization as described above, cells were stained with anti–PARP-Alexafluor700 antibody (clone F21-852; BD Biosciences). A minimum of 12,000 cellular events per sample were collected by flow cytometry. All flow cytometry experiments were carried out using an LSRII (BD Biosciences), using biexponential axes. Data were analyzed using FlowJo (Tree Star, Inc, Ashland, OR).

Statistical analysis

Data analysis was performed with Microsoft Excel and GraphPad Prism to determine the 50% inhibition concentration (IC_{50}). Synergistic, additive or antagonistic effects of drug combinations were determined using Calcusyn software (version 2.0, Biosoft, Cambridge, United Kingdom) to determine the combination indices (C.I.) as previously described [35], where synergy is defined as C.I. <1, additivity C.I. ≃ 1, and antagonism is C.I. >1.

Additional files

Additional file 1: Figure S1. Effect of trametinib on *BRAF* mutant melanoma cell lines. IC_{50} (nM). Ninteen *BRAF* mutant melanoma cell lines were exposed to 0–1 μM trametinib and cell viability determined by ATP-based bioluminescence assay (CellTiter-Glo, Promega). Results represent mean of duplicate assay performed in three independent experiments.

Additional file 2: Figure S2. Levels of pAKT across a group of BRAF, NRAS and double wild-type melanoma cell lines. 8 BRAF-mutant, 2 NRAS-mutant and 2 wild type melanoma cell lines in order of increasing IC_{50} sensitivities to SCH772984 were evaluated by Western Blot analysis for baseline pAKT levels.

Additional file 3: Figure S3. Effects of SCH722984 combined with MK-2206 (AKT inhibitor) and MK-8669 (mTOR inhibitor) in BRAF mutant cell lines. A. IC_{50}s of SCH722984 alone or in combination with MK-2206 or MK-8669. After 120 hours treatment with 0–10 μM SCH722984, SCH722984+ MK-2206 or SCH722984+ MK-8669, cell viability was determined by bioluminescence assay. Results are representative data in duplicate from three independent experiments (n = 6). B. Percent growth inhibition for two BRAF-mutant melanoma cell lines (M233 and M411) and two NRAS-mutant cell lines (M409 and WM1366). After 120 hours treatment with 0–10 μM SCH772984 + MK2206 (ERKi + AKTi, squares), SCH722984 + MK-8669 (ERKi + mTORi, triangles), or the SCH772984 (ERKi, circles), cell viability was determined by bioluminescence assay. Results are representative data in duplicate from three independent experiments (n = 6). C. Effect ERK- inhibition alone or the combination with AKT/mTOR inhibitors on MAPK signaling. Cell lines were treated with DMSO (control, C), 1 uM SCH722984 (ERKi, E) or the combination of SCH722984+ MK-2206 and SCH722984+ MK-8669 at 1 uM for 24 hours. Western blots analyzed for phospho- and total ERK1/2, AKT and actin as loading control.

Additional file 4: Figure S4. Effect of trametinib on NRAS mutant and double wild type cell lines. IC50 (nM). 14 NRAS mutant and 7 double wild-type melanoma cell lines were exposed to 0-1 μM trametinib and cell viability was determined by ATP-based bioluminescence assay (CellTiter-Glo, Promega). Results represent mean of duplicate assay performed in three independent experiments.

Additional file 5: Figure S5. Combinatorial effect of Vemurafenib with SCH772984 or Trametinib. Percent growth inhibition of BRAF mutant cell lines. After 120 hours treatment with 0–10 μM vemurafenib (squares) combined with 0-10 uM SCH722984 (circles), or 0–10 μM vemurafenib combined with 0-1 μM trametinib, cell viability was determined by bioluminescence assay. Results are representative data in duplicate from two independent experiments (n = 6).

Additional file 6: Figure S6. Effect of SCH722984, vemurafenib or the combination on cell cycle progression and apoptosis in BRAF-mutant melanoma cell lines. A sensitive cell line (M263), intermediate sensitivity (M255) and resistant to SCH722984 (M370) were exposed to DMSO as vehicle control (ControL), 1 μM vemurafenib (Vemurafenib), SCH722984 (ERKi), 50nM trametinib (Trametinib), the combination of 1 μM vemurafenib + 1 μM SCH722984 (V + E) or the combination of 1μMvemurafenib + 50nM trametinib (V + T) for 48 hours. A. Cell cycle progression example for M255 was tested by DAPI staining solution and induced apoptosis by cleaved PARP (PARP-Ax700). B. Apoptosis in response to MAPK inhibitors. Percentage of apoptotic cells positive for cleaved PARP (PARP-Ax700) in this three melanoma cell lines. B. Quantitative analysis of the cell cycle progression by DAPI staining using flow cytometry shows the percentage of cells in sub-G0, G0/G1, S phase, or G2/M.

Abbreviations

AR: Acquired resistant; C.I.: Combination Index; DAPI: 4,6-diamidino-2-phenylindole; DMSO: Dimethyl sulfoxide; FBS: Fetal bovine serum; IC_{50}: 50% inhibition concentration; IGF1R: Insulin growth factor receptor 1; MTS: [3-(4,5-dimethylthiazol-2-yl)-5-(3-carboxymethoxyphenyl)-2-(4-sulfophenyl)-2H-tetrazolium; μM: Micromolar; nM: Nanomolar; PARP: Poly [ADP-ribose] polymerase; PBS: Phosphate buffered saline; PDGFRβ: Platelet-derived growth factor beta; PSF: Penicillin, streptozocin, fungizone; RTK: Receptor tyrosine kinase.

Competing interests

AS was an employee of Merck at the time this work was initiated. AR has consulted for Merck with the honoraria paid to the institution. The other investigators have no disclosures of conflict of interest to be made.

Authors' contributions

DJLW and LR contributed equally as first authors. They designed and carried out all experiments and wrote the manuscript. MSA designed and carried out all experiments. AL and DF assisted with growth assays and western analysis. MC, EA and BC performed flow cytometric assays and flow data analysis. JT and TGG assisted with statistical analysis. GA provided help in supplemental information to AKT and mTOR inhibitor combination. AS provided SCH772984. RSL generated AR cell lines and provided critical analysis of the manuscript. All authors critically analyzed, read and approved the final manuscript.

Financial support

This work was funded by NIH grant P01 CA168585, the Ressler Family Fund, the Dr. Robert Vigen Memorial Fund, the Wesley Coyle Memorial Fund, the Garcia-Corsini Family Fund (to A.R.), and the Tower Cancer Research Foundation (to D.W.). L.R. was funded with a scholarship from Spanish Society of Medical Oncology (SEOM) for Translational Research in Reference Centers. T.G.G. is the recipient of a Research Scholar Award from the American Cancer Society (RSG-12-257-01-TBE) and an Established Investigator Award from the Melanoma Research Alliance (20120279). G.A. was funded with a scholarship from Austrian Marshall Plan Foundation.

Author details

[1]Department of Medicine, Division of Hematology-Oncology, University of California Los Angeles (UCLA), 11-934 Factor Building, Los Angeles, CA, USA. [2]Department of Molecular and Medical Pharmacology, UCLA, Los Angeles, CA, USA. [3]Department of Surgery, Division of Surgical-Oncology, UCLA, Los Angeles, CA, USA. [4]Jonsson Comprehensive Cancer Center at UCLA, 10833 Le Conte Avenue, Los Angeles, CA 90095-1782, USA. [5]Discovery Oncology Merck Research Laboratories, Merck Research Laboratories, Boston, Massachusetts, USA. [6]Department of Medicine, Division of Dermatology, UCLA, Los Angeles, California, USA. [7]University of Applied Sciences, Vienna, Austria.

Received: 11 February 2014 Accepted: 4 August 2014
Published: 20 August 2014

References

1. Chapman PB, Hauschild A, Robert C, Haanen JB, Ascierto P, Larkin J, Dummer R, Garbe C, Testori A, Maio M, Hogg D, Lorigan P, Lebbe C, Jouary T, Schadendorf D, Ribas A, O'Day SJ, Sosman JA, Kirkwood JM, Eggermont AM, Dreno B, Nolop K, Li J, Nelson B, Hou J, Lee RJ, Flaherty KT, McArthur GA: **Improved survival with vemurafenib in melanoma with braf V600e mutation.** *N Engl J Med* 2011, **364:**2507–2516.
2. Flaherty KT, Infante JR, Daud A, Gonzalez R, Kefford RF, Sosman J, Hamid O, Schuchter L, Cebon J, Ibrahim N, Kudchadkar R, Burris HA 3rd, Falchook G, Algazi A, Lewis K, Long GV, Puzanov I, Lebowitz P, Singh A, Little S, Sun P, Allred A, Ouellet D, Kim KB, Patel K, Weber J: **Combined braf and Mek inhibition in melanoma with braf V600 mutations.** *N Engl J Med* 2012, **367:**1694–1703.
3. Hauschild A, Grob JJ, Demidov LV, Jouary T, Gutzmer R, Millward M, Rutkowski P, Blank CU, Miller WH Jr, Kaempgen E, Martin-Algarra S, Karaszewska B, Mauch C, Chiarion-Sileni V, Martin AM, Swann S, Haney P, Mirakhur B, Guckert ME, Goodman V, Chapman PB: **Dabrafenib in braf-mutated metastatic melanoma: a multicentre, open-label, phase 3 randomised controlled trial.** *Lancet* 2012, **380:**358–365.
4. Heidorn SJ, Milagre C, Whittaker S, Nourry A, Niculescu-Duvas I, Dhomen N, Hussain J, Reis-Filho JS, Springer CJ, Pritchard C, Marais R: **Kinase-dead braf and oncogenic Ras cooperate to drive tumor progression through craf.** *Cell* 2010, **140:**209–221.
5. Poulikakos PI, Zhang C, Bollag G, Shokat KM, Rosen N: **Raf inhibitors transactivate Raf dimers and Erk signalling in cells with wild-type braf.** *Nature* 2010, **464:**427–430.
6. Nazarian R, Shi H, Wang Q, Kong X, Koya RC, Lee H, Chen Z, Lee MK, Attar N, Sazegar H, Chodon T, Nelson SF, McArthur G, Sosman JA, Ribas A, Lo RS: **Melanomas acquire resistance to B-Raf(V600e) inhibition by Rtk or N-Ras upregulation.** *Nature* 2010, **468:**973–977.
7. Shi H, Moriceau G, Kong X, Koya RC, Nazarian R, Pupo GM, Bacchiocchi A, Dahlman KB, Chmielowski B, Sosman JA, Halaban R, Kefford RF, Long GV, Ribas A, Lo RS: **Preexisting Mek1 exon 3 mutations in V600e/kbraf melanomas Do Not confer resistance to braf inhibitors.** *Cancer Discov* 2012, **2:**414–424.
8. Wagle N, Emery C, Berger MF, Davis MJ, Sawyer A, Pochanard P, Kehoe SM, Johannessen CM, Macconaill LE, Hahn WC, Meyerson M, Garraway LA: **Dissecting therapeutic resistance to Raf inhibition in melanoma by tumor genomic profiling.** *J Clin Oncol* 2011, **29:**3085–3096.
9. Johannessen CM, Boehm JS, Kim SY, Thomas SR, Wardwell L, Johnson LA, Emery CM, Stransky N, Cogdill AP, Barretina J, Caponigro G, Hieronymus H, Murray RR, Salehi-Ashtiani K, Hill DE, Vidal M, Zhao JJ, Yang X, Alkan O, Kim S, Harris JL, Wilson CJ, Myer VE, Finan PM, Root DE, Roberts TM, Golub T, Flaherty KT, Dummer R, Weber BL: **Cot drives resistance to Raf inhibition through Map kinase pathway reactivation.** *Nature* 2010, **468:**968–972.
10. Shi H, Moriceau G, Kong X, Lee MK, Lee H, Koya RC, Ng C, Chodon T, Scolyer RA, Dahlman KB, Sosman JA, Kefford RF, Long GV, Nelson SF, Ribas A, Lo RS: **Melanoma whole-exome sequencing identifies (V600e)B-Raf amplification-mediated acquired B-Raf inhibitor resistance.** *Nat Commun* 2012, **3:**724.
11. Poulikakos PI, Persaud Y, Janakiraman M, Kong X, Ng C, Moriceau G, Shi H, Atefi M, Titz B, Gabay MT, Salton M, Dahlman KB, Tadi M, Wargo JA, Flaherty KT, Kelley MC, Misteli T, Chapman PB, Sosman JA, Graeber TG, Ribas A, Lo RS, Rosen N, Solit DB: **Raf inhibitor resistance is mediated by dimerization of aberrantly spliced braf(V600e).** *Nature* 2011, **480:**387–390.
12. Paraiso KH, Xiang Y, Rebecca VW, Abel EV, Chen YA, Munko AC, Wood E, Fedorenko IV, Sondak VK, Anderson AR, Ribas A, Palma MD, Nathanson KL, Koomen JM, Messina JL, Smalley KS: **Pten loss confers braf inhibitor resistance to melanoma cells through the suppression of Bim expression.** *Cancer Res* 2011, **71:**2750–2760.
13. von Euw E, Atefi M, Attar N, Chu C, Zachariah S, Burgess BL, Mok S, Ng C, Wong DJ, Chmielowski B, Lichter DI, Koya RC, McCannel TA, Izmailova E, Ribas A: **Antitumor effects of the investigational selective Mek inhibitor Tak733 against cutaneous and uveal melanoma cell lines.** *Mol Cancer* 2012, **11:**22.
14. Atefi M, von Euw E, Attar N, Ng C, Chu C, Guo D, Nazarian R, Chmielowski B, Glaspy JA, Comin-Anduix B, Mischel PS, Lo RS, Ribas A: **Reversing melanoma cross-resistance to braf and Mek inhibitors by Co-targeting the Akt/mtor pathway.** *PLoS One* 2011, **6:**e28973.
15. Shi H, Kong X, Ribas A, Lo RS: **Combinatorial treatments that overcome pdgfrbeta-driven resistance of melanoma cells to V600eb-Raf inhibition.** *Cancer Res* 2011, **71:**5067–5074.
16. Paraiso KH, Fedorenko IV, Cantini LP, Munko AC, Hall M, Sondak VK, Messina JL, Flaherty KT, Smalley KS: **Recovery of phospho-Erk activity allows melanoma cells to escape from braf inhibitor therapy.** *Br J Cancer* 2010, **102:**1724–1730.
17. Sturm OE, Orton R, Grindlay J, Birtwistle M, Vyshemirsky V, Gilbert D, Calder M, Pitt A, Kholodenko B, Kolch W: **The mammalian mapk/Erk pathway exhibits properties of a negative feedback amplifier.** *Sci Signal* 2010, **3:**ra90.
18. Dai B, Meng J, Peyton M, Girard L, Bornmann WG, Ji L, Minna JD, Fang B, Roth JA: **Stat3 mediates resistance to Mek inhibitor through microrna Mir-17.** *Natl Acad Sci U S A* 2011, **71:**3658–3668.
19. Emery CM, Vijayendran KG, Zipser MC, Sawyer AM, Niu L, Kim JJ, Hatton C, Chopra R, Oberholzer PA, Karpova MB, MacConaill LE, Zhang J, Gray NS,

Sellers WR, Dummer R, Garraway LA: **Mek1 mutations confer resistance to Mek and B-Raf inhibition.** *Cancer Res* 2009, **106**:20411–20416.

20. Wang H, Daouti S, Li WH, Wen Y, Rizzo C, Higgins B, Packman K, Rosen N, Boylan JF, Heimbrook D, Niu H: **Identification of the Mek1(F129l) activating mutation as a potential mechanism of acquired resistance to Mek inhibition in human cancers carrying the B-Rafv600e mutation.** *Cancer Res* 2011, **71**:5535–5545.
21. Ascierto PA, Schadendorf D, Berking C, Agarwala SS, van Herpen CM, Queirolo P, Blank CU, Hauschild A, Beck JT, St-Pierre A, Niazi F, Wandel S, Peters M, Zubel A, Dummer R: **Mek162 for patients with advanced melanoma harbouring nras or Val600 braf mutations: a Non-randomised, open-label phase 2 study.** *Lancet Oncol* 2013, **14**:249–256.
22. Falchook GS, Lewis KD, Infante JR, Gordon MS, Vogelzang NJ, DeMarini DJ, Sun P, Moy C, Szabo SA, Roadcap LT, Peddareddigari VG, Lebowitz PF, Le NT, Burris HA 3rd, Messersmith WA, O'Dwyer PJ, Kim KB, Flaherty K, Bendell JC, Gonzalez R, Kurzrock R, Fecher LA: **Activity of the oral Mek inhibitor trametinib in patients with advanced melanoma: a phase 1 dose-escalation trial.** *Lancet Oncol* 2012, **13**:782–789.
23. Hall J, Hashibe M, Boffetta P, Gaborieau V, Moullan N, Chabrier A, Zaridze D, Shangina O, Szeszenia-Dabrowska N, Mates D, Janout V, Fabianova E, Holcatova I, Hung RJ, McKay J, Canzian F, Brennan P: **The association of sequence variants in DNA repair and cell cycle genes with cancers of the upper aerodigestive tract.** *Cell Physiol* 2007, **28**:665–671.
24. Rozengurt E: **Mitogenic signaling pathways induced by G protein-coupled receptors.** *Carcinogene* 2007, **213**:589–602.
25. Meloche S, Pouyssegur J: **The Erk1/2 mitogen-activated protein kinase pathway as a master regulator of the G1- to S-phase transition.** *Oncogene* 2007, **26**:3227–3239.
26. Mendoza MC, Er EE, Blenis J: **The Ras-Erk and Pi3k-mtor pathways: cross-talk and compensation.** *Trends Biochem Sci* 2011, **36**:320–328.
27. Jiang Z, Zhang Y, Chen X, Lam PY, Yang H, Xu Q, Yu AC: **Activation of Erk1/2 and Akt in astrocytes under ischemia.** *Biochem Biophys Res Commun* 2002, **294**:726–733.
28. Carriere A, Romeo Y, Acosta-Jaquez HA, Moreau J, Bonneil E, Thibault P, Fingar DC, Roux PP: **Erk1/2 phosphorylate raptor to promote Ras-dependent activation of mtor complex 1 (Mtorc1).** *J Biol Chem* 2011, **286**:567–577.
29. Zoncu R, Efeyan A, Sabatini DM: **Mtor: from growth signal integration to cancer, diabetes and ageing.** *Nat Rev Mol Cell Biol* 2011, **12**:21–35.
30. Morris EJ, Jha S, Restaino CR, Dayananth P, Zhu H, Cooper A, Carr D, Deng Y, Jin W, Black S, Long B, Liu J, Dinunzio E, Windsor W, Zhang R, Zhao S, Angagaw MH, Pinheiro EM, Desai J, Xiao L, Shipps G, Hruza A, Wang J, Kelly J, Paliwal S, Gao X, Babu BS, Zhu L, Daublain P, Zhang L: **Discovery of a novel Erk inhibitor with activity in models of acquired resistance to braf and Mek inhibitors.** *Cancer Discov* 2013, **3**:742–750.
31. Sondergaard JN, Nazarian R, Wang Q, Guo D, Hsueh T, Mok S, Sazegar H, MacConaill LE, Barretina JG, Kehoe SM, Attar N, von Euw E, Zuckerman JE, Chmielowski B, Comin-Anduix B, Koya RC, Mischel PS, Lo RS, Ribas A: **Differential sensitivity of melanoma cell lines with Brafv600e mutation to the specific Raf inhibitor Plx4032.** *J Transl Med* 2010, **8**:39.
32. Carlino MS, Todd JR, Gowrishankar K, Mijatov B, Pupo GM, Fung C, Snoyman S, Hersey P, Long GV, Kefford RF, Rizos H: **Differential activity of Mek and Erk inhibitors in braf inhibitor resistant melanoma.** *Mol Cancer Ther* 2014, **8**:544–554.
33. Hatzivassiliou G, Liu B, O'Brien C, Spoerke JM, Hoeflich KP, Haverty PM, Soriano R, Forrest WF, Heldens S, Chen H, Toy K, Ha C, Zhou W, Song K, Friedman LS, Amler LC, Hampton GM, Moffat J, Belvin M, Lackner MR: **Erk inhibition overcomes acquired resistance to Mek inhibitors.** *Mol Oncol* 2012, **11**:1143–1154.
34. Lassen A, Atefi M, Robert L, Wong DJ, Cerniglia M, Comin-Anduix B, Ribas A: **Effects of Akt inhibitor therapy in response and resistance to braf inhibition in melanoma.** *Mol Cancer* 2014, **13**:83.
35. Chou TC, Talalay P: **Quantitative analysis of dose-effect relationships: the combined effects of multiple drugs or enzyme inhibitors.** *Adv Enzyme Regul* 1984, **22**:27–55.

doi:10.1186/1476-4598-13-194
Cite this article as: Wong *et al.*: Antitumor activity of the ERK inhibitor SCH722984 against BRAF mutant, NRAS mutant and wild-type melanoma. *Molecular Cancer* 2014 **13**:194.

2. Efectes immunomoduladors del bloqueig de CTLA-4

2.1 CTLA4 Blockade Broadens the Peripheral T-Cell Receptor Repertoire

Lídia Robert, Jennifer Tsoi, Xiaoyan Wang, Ryan Emerson, Blanca Homet, Thinle Chodon, Stephen Mok, Rong Rong Huang, Alistair J. Cochran, Begon~a Comin-Anduix, Richard C. Koya, Thomas G. Graeber, Harlan Robins, and Antoni Ribas

1. Departament de Medicina, Divisió de Hematologia-Oncologia, Universitat de Califòrnia Los Angeles (UCLA), 11-934 Edifici Factor, Los Angeles, CA, USA
2. Universitat Autònoma de Barcelona (UAB), Barcelona, Espanya.

Clin Cancer Res; 20(9); 2424–32. !2014 AACR.

Objectiu – Avaluar els efectes immunomoduladors del bloqueig en la proteïna associada-4 de limfòcits citotòxics amb tremelimumab en cèl·lules mononuclears de sang perifèrica (PBMC)

Disseny experimental – Fent ús de la seqüenciació de propera generació vam estudiar la cadena variable beta (V-beta) de la regió determinant complementaria 3 (CDR3) del receptor de cèl·lules T (TCR) reordenat en PBMC de 21 pacients, a condicions basals i 30-60 dies després de rebre tremelimumab.

Resultats – Després de rebre tremelimumab, hi va haver un augment d'un 30% de mitjana en les seqüències productives úniques del TCR V-beta CDR3 en 19 dels 21 pacients, i una disminució d'un 30% només en 2 dels 21 pacients. Aquests canvis foren significatius en riquesa (p=0.001) i també per l'índex de diversitat de Shanon (p= 0.04). Com grup control, vam recollir PBMC de quatre donants sans que no van mostrar canvis significatius en la diversitat del TCR V-beta CDR3 al llarg d'un any. Hi va haver una diferència significativa en el nombre total de seqüències productives úniques del TCR V-beta CDR3 entre pacients que van experimentar toxicitat amb tremelimumab comparat a aquells pacients que no (p=0.05). No hi va haver diferències significatives entre responedors clínics i no-responedors.

Conclusions – El bloqueig de CTLA4 amb tremelimumab diversifica la representació perifèrica de cèl·lules T, induint un efecte farmacodinàmic i una modulació especifica per aquest nou tipus d'anticossos monoclonals.

Published OnlineFirst February 28, 2014; DOI: 10.1158/1078-0432.CCR-13-2648

Clinical Cancer Research

Cancer Therapy: Clinical

CTLA4 Blockade Broadens the Peripheral T-Cell Receptor Repertoire

Lidia Robert[1], Jennifer Tsoi[2], Xiaoyan Wang[1,3], Ryan Emerson[7,8], Blanca Homet[1,9], Thinle Chodon[1], Stephen Mok[1,2], Rong Rong Huang[4], Alistair J. Cochran[4], Begoña Comin-Anduix[5,6], Richard C. Koya[5,6], Thomas G. Graeber[2,6], Harlan Robins[7,8], and Antoni Ribas[1,2,5,6]

Abstract

Purpose: To evaluate the immunomodulatory effects of cytotoxic T-lymphocyte-associated protein 4 (CTLA4) blockade with tremelimumab in peripheral blood mononuclear cells (PBMC).

Experimental Design: We used next-generation sequencing to study the complementarity-determining region 3 (CDR3) from the rearranged T-cell receptor (TCR) variable beta (V-beta) in PBMCs of 21 patients, at baseline and 30 to 60 days after receiving tremelimumab.

Results: After receiving tremelimumab, there was a median of 30% increase in unique productive sequences of TCR V-beta CDR3 in 19 out of 21 patients, and a median decrease of 30% in only 2 out of 21 patients. These changes were significant for richness ($P = 0.01$) and for Shannon index diversity ($P = 0.04$). In comparison, serially collected PBMCs from four healthy donors did not show a significant change in TCR V-beta CDR3 diversity over 1 year. There was a significant difference in the total unique productive TCR V-beta CDR3 sequences between patients experiencing toxicity with tremelimumab compared with patients without toxicity ($P = 0.05$). No relevant differences were noted between clinical responders and nonresponders.

Conclusions: CTLA4 blockade with tremelimumab diversifies the peripheral T-cell pool, representing a pharmacodynamic effect of how this class of antibodies modulates the human immune system. *Clin Cancer Res; 20(9); 2424–32. ©2014 AACR.*

Introduction

Blockade of the negative immune regulatory checkpoint cytotoxic T-lymphocyte-associated protein 4 (CTLA4) results in long-lasting responses in a minority of patients with advanced melanoma. CTLA4 is a coinhibitory molecule in T cells and is thought to play a critical role in regulating natural immune responses by inhibiting the CD28-B7 costimulatory signaling. Two fully human CTLA4-blocking antibodies, the immunoglobulin G1 (IgG1) ipilimumab (Yervoy, formerly MDX010, Bristol-Myers Squibb) and the IgG2 tremelimumab (formerly CP-675,206, Pfizer Inc, now developed by MedImmune/AstraZeneca), have been tested in the clinic. Ipilimumab gained regulatory body approvals in many countries based on the demonstration of improved overall survival over a gp100 vaccine or dacarbazine in two randomized clinical trials (1, 2).

Phase I and II testing of the antitumor activity of tremelimumab demonstrated durable tumor regressions, most of them lasting beyond 5 years, in approximately 10% to 15% of patients with metastatic melanoma (3). The most common treatment-related serious toxicities with tremelimumab are skin rash and diarrhea/colitis, with a low percentage of patients experiencing endocrine abnormalities such as thyroiditis and hypophysitis (4–10). The objective response rate and the rate of grade 3–4 toxicities in patients treated with tremelimumab are very similar to the phase II clinical trial results with ipilimumab in a comparable population of patients (11, 12). However, tremelimumab did not lead to an improvement in overall survival in the reported phase III clinical trial (13). Median overall survival was 12.6 months in the tremelimumab arm compared with 10.7 months in the chemotherapy arm, with the differences being non-statistically significant. There was a high use of ipilimumab in patients randomized to the chemotherapy control arm, which is likely to be the major contributing factor resulting in this negative randomized trial (14, 15).

Authors' Affiliations: [1]Division of Hematology-Oncology, Department of Medicine, Departments of [2]Molecular and Medical Pharmacology, [3]Medicine Statistics core, and [4]Pathology and Laboratory Medicine, [5]Division of Surgical-Oncology, Department of Surgery, [6]Jonsson Comprehensive Cancer Center, University of California at Los Angeles, Los Angeles, California; [7]Fred Hutchinson Cancer Research Center; [8]Adaptive Biotechnologies, Seattle, Washington; and [9]Instituto de Salud Carlos III, Madrid, Spain.

Note: Supplementary data for this article are available at Clinical Cancer Research Online (http://clincancerres.aacrjournals.org/).

Corresponding Author: Antoni Ribas, Division of Hematology-Oncology, Department of Medicine, University of California at Los Angeles, 11-934 Factor Building, 10833 Le Conte Avenue, Los Angeles, CA 90095-1782. Phone: 310-206-3928; Fax: 310-825-2493. E-mail: aribas@mednet.ucla.edu

doi: 10.1158/1078-0432.CCR-13-2648

Published OnlineFirst February 28, 2014; DOI: 10.1158/1078-0432.CCR-13-2648

Translational Relevance

By applying next-generation sequencing of T-cell receptor (TCR) variable genes in blood of patients treated with an anti-CTLA4 antibody, this study demonstrated a remarkable effect of this therapy expanding the number of unique T-cell receptor (TCR) variable beta (V-beta) in blood. Therefore, cytotoxic T-lymphocyte-associated protein 4 (CTLA4) blockade impacts the human immune system expanding the pool of circulating T cells, which may be mechanistically related to the induction of autoimmune and inflammatory toxicities.

Studies in blood cells of patients treated with CTLA4-blocking antibodies have reported a mild increase in the absolute lymphocyte count (ALC), with a cutoff value of >1,000 lymphocytes correlating with patients with improved outcome after CTLA4 blockade (16, 17). The circulating lymphocytes have increased expression of activation markers mostly on $CD4^+$ T cells (5, 18–21), but most studies have failed to detect a consistent expansion of tumor or viral antigen-specific T cells (5, 19, 21, 22). Pathologic analysis of paired tumor biopsies demonstrated that tumor responses are mediated by the intratumoral infiltration of CTLs (18, 19). However, not all patients who had a significant increase in activated intratumoral T cells had a clinical tumor regression (19). Therefore, there remains a need to further understand the immunologic effects of CTLA4-blocking antibodies. In this context, we performed deep sequencing of the complementarity-determining region 3 (CDR3) of the T-cell receptor (TCR) variable beta (V-beta) as readout of the change in T-cell clonality and diversification in peripheral blood lymphocytes of patients with melanoma treated with tremelimumab.

Patients and Methods

Clinical trial conduct and sample procurement

Peripheral blood samples were obtained by leukapheresis procedures from 21 patients with metastatic melanoma treated at the University of California at Los Angeles (UCLA) in an investigator-initiated phase II clinical trial of single agent tremelimumab (UCLA IRB# 06-06-093; IND# 100453; trial registration number NCT00471887) administered at 15 mg/kg every 3 months. Objective clinical responses were recorded following a modified Response Evaluation Criteria in Solid Tumors (RECIST). The modification in the RECIST criteria was to consider measurable disease lesions in the skin and subcutaneous lesions detectable by physical exam, but not by imaging exams, if they were adequately recorded at baseline using a camera with a measuring tape or ruler (23). Toxicities were graded according to the National Cancer Institute (NCI) common toxicity criteria version 2.0 during the first 3 months of therapy (one cycle of tremelimumab-based therapy), as the postdosing leukapheresis was performed only during the first cycle of therapy, most frequently between 30 and 60 days from the first dose of tremelimumab. Dose-limiting toxicities (DLT) were prospectively defined as any treatment-related toxicity equal or greater than grade 3, or the clinical evidence of grade 2 or higher autoimmune reaction in critical organs (heart, lung, kidney, bowel, bone marrow, musculoskeletal, central nervous system, and the eye). Peripheral blood mononuclear cells (PBMC) were collected from patients receiving tremelimumab by a leukapheresis procedure. Leukaphereses were planned as part of the predosing procedures. The postdosing leukapheresis were performed at a median of 41 days after the dose of tremelimumab (range, 28–81). In all cases, concentrations of tremelimumab in peripheral blood should have been above 10 μg/mL at the time of cell harvesting by leukapheresis, which is the minimum concentration of tremelimumab that stimulated a biologic effect consistent with CTLA4 blockade in preclinical studies (24). Processing of blood to obtain PBMCs has been previously described (25).

Immunohistochemical and oncogenic analysis of tumor biopsies

Patients underwent baseline and postdosing biopsies as previously described (19). Biopsy samples were formalin fixed and paraffin embedded (FFPE) and stained by immunohistochemistry (IHC) for CD4 and CD8 T-cell markers as previously described (26), with the SimplePCI imaging system (version 5.2.1.1609; Compix Inc., Imaging Systems) to quantitatively evaluate T-cell infiltrations. The frequency of intratumoral and peritumoral lymphocytes was assessed by analyzing 10 tumor areas from each sample at ×200 magnification. The density was compared between pretreatment and posttreatment biopsies. All samples were analyzed without the knowledge of the patients' clinical outcomes (19). For 19 out of 21 patients, targeted oncogene mutational analysis was performed in baseline FFPE biopsies. After genomic-DNA (gDNA) extraction, they were sequenced with Oncomap v3, a mass spectrometry–based genotyping method, to detect 1,047 point mutations in 112 common oncogenes and tumor-suppressor genes (20)

Analysis of human TCR V-beta CDR3 repertoire in PBMCs

gDNA extraction was performed following the DNeasy Blood & Tissue Kit (Qiagen). Proteinase K was used for digestion and DNA extraction was performed following animal blood or cell protocol with RNase treatment and using spin-column method. Samples were analyzed with high-throughput deep sequencing of the TCR V-beta CDR3 region with the Illumina Genome Analyzer from Adaptive Biotechnologies using the immunoSEQ immune-profiling system (27) at the deep level. This analysis results in a 5× sequence coverage for T cells from 3.6 μg of gDNA, which means an input of 200,000 T-cell genomes with an output of 1,000,000 sequences, depending on the proportion of T cells. The product was sequenced and organized providing in-frame and out-of-frame sequences. An algorithm was

Published OnlineFirst February 28, 2014; DOI: 10.1158/1078-0432.CCR-13-2648

applied to the in-frame sequences for collapsing reads and resulting in unique in-frame rearrangement of the CDR3 genes. In-frame unique sequences without stop codons are referred to as unique productive sequences and are object of this study. Results were compared with PBMCs from four healthy donors collected every 4 months from four different time points. The same amount of gDNA was loaded for deep sequencing of the TCR V-beta CDR3 region with subsequent immune profiling at the deep level. This was used as a comparison for patients with melanoma.

Statistical analysis

Statistical measures such as richness (number of unique TCR V-beta CDR3 sequences), the Shannon diversity index (28), and the Pielou's evenness index (29) were calculated to evaluate the diversity of TCR V-beta CDR3 sequences for both patients and healthy donors. The Shannon diversity index was defined as $H = -\sum_{i=1}^{N} p_i \ln p_i$, where p_i is the proportion of sequence i relative to the total N sequences. It accounted for both richness and relative abundance (evenness) of the TCR V-beta CDR3 sequences present in each sample. The larger the Shannon diversity index, the more diverse the distribution of the TCR V-beta CDR3 sequences. The Pielou's evenness index was defined as $J = H/\log(S)$, where H is the Shannon index and S is the number of unique TCR V-beta CDR3 sequences. The nonparametric Wilcoxon signed-rank test was used to compare the diversity measures before and after treatment among patients. Repeated measure analysis (30) was performed to assess if diversity changed over time for healthy donors. To test the hypothesis that patients with toxicity had higher diversity than those without toxicity, one-tailed Wilcoxon rank-sum test was used. Correlation between change in richness in PBMCs and density change observed in CD8 and CD4 in tumor biopsies was assessed by Spearman rank correlation coefficient (31), a robust, nonparametric correlation measure. Comparison of ALC pre- and posttreatment was done by Wilcoxon signed-rank test. For all statistical investigations, tests for significance were two-tailed unless otherwise specified. A P value less than the 0.05 significance level was considered to be statistically significant. Data analyses were carried out using statistical software R version 3.0.0 (32). The reported P values for toxicity are obtained from one-tailed Wilcoxon rank-sum test. Clonality values are calculated from entropy of the TCR V-beta CDR3 frequency distribution, and then normalized by log(# unique TCR V-beta CDR3). These values range from 0 (polyclonal distribution) to 1 (monoclonal distribution).

Results

Patient characteristics and outcomes

Among the 21 study patients (Table 1), 14 (66%) had M1c metastatic melanoma [visceral metastasis and/or high LDH (lactate dehydrogenase)], and the remaining had either in-transit (stage IIIc) or soft tissue and nodal metastasis (M1a). Toxicities were graded during the first 3 months of therapy, corresponding to the timing of leukapheresis to collect PBMCs for the current analyses. Among these patients, there were three with toxicities that met the definition of DLTs as defined in the clinical trial protocols. These included four cases of grade 3 diarrhea or colitis and 1 patient with symptomatic panhypopituitarism (grade 2 hypophysitis). None of these patients received corticosteroids before the collection of PBMCs for analysis from the postdosing leukapheresis. Four patients had an objective tumor response, resulting in sustained and durable complete tumor regressions in three of them (GA18, GA29, and GA33), while the other patient (GA5) had a partial response lasting 7 months followed by progression. All of them presented with normal levels of LDH and the 3 patients with a durable complete response (CR) had stage IIIc or M1a. There was no apparent association between the oncogenic driver mutation analysis for the tumor specimens and clinical response. Three of the patients with an objective response (GA5, GA29, and GA33) had $BRAF^{V600E}$ mutations, while 1 (GA18) had a $NRAS^{Q61K}$ mutation (Table 1).

Changes in ALC

There was a median increase in ALC of 11.1% (ranging from decrease of 37.9% to increase of 80%) from baseline to days 30 to 60 without overall significant changes in this series of samples ($P = 0.18$). Three out of 21 patients started with a baseline count lower than 1,000 lymphocytes, and none of these patients had an objective response. The ALC after treatment with a cutoff value of >1,000 lymphocytes has been previously reported to be correlated with patients with improved outcome after CTLA4 blockade (17, 33). In our series, all four responders had baseline and postdosing counts above 1,000 lymphocytes. However, two of them (GA29 and GA33) experienced a decrease in ALC comparing baseline with the post-tremelimumab values.

Increased TCR V-beta CDR3 richness and Shannon index diversity with CTLA4 blockade

To examine the dynamics of the CD8^{+} T-cell repertoire upon anti-CTLA4 treatment, we first analyzed the general yields from the high-throughput TCR sequencing data (Supplementary Table S1). In this series of 21 patients, the average number of productive unique TCR V-beta CDR3 sequences was 87,867 per sample at baseline and 108,150 per sample 1 month after starting the treatment. The mean increase in the total number of productive sequences was 24%. This increase was consistent in 19 of 21 patients, experiencing increases between 11% and 73.6%. Only two patients treated with tremelimumab experienced a decrease (GA28 and GA23) in their total repertoire up to 30% (Fig. 1). Both these patients had rapid disease progression and died within 4 months of starting on study (Table 1). To visually understand the diversity and changes across patients, we generated rank–rank scatter plot figures for each patient (34). Rank–rank scatter plots show the degree of overlap and shift in the relative abundances from baseline to postdosing of each sequence. Sequences are ranked in descending order by frequency in the x-axis for baseline and y-axis

Published OnlineFirst February 28, 2014; DOI: 10.1158/1078-0432.CCR-13-2648

Table 1. Patient characteristics from patients included in the PBMC study for TCR V-beta CDR3 sequencing

Patient study identification	Sex (M/F)	Ethnicity	Age	Active metastasis site	LDH	Stage	Mutational status	Toxicities	Response at EOS	PFS (mo)	OS (mo)
GA5	M	C	65	Skin, LN, adrenal	N	M1c	BRAF V600E	—	PR (but PD after EOS)	7	20
GA7	M	C	62	Skin	N	IIIc	BRAF_V600E	G2 pruritus	PD	2	67
GA8	F	C	48	SC	High	M1c	BRAF_V600E	G2 diarrhea	PD	1	3
GA9	M	C	52	LN, bone	High	M1c	BRAF_V600E	—	PD	3	14
GA11	M	C	47	LN	High	M1c	NRAS_Q61R	—	PD	2	7
GA12	M	C	76	Skin	High	M1c	BRAF_V600E	G3 colitis	Off due to AE/PD	2	20
GA13	M	C	37	LN	N	M1a	BRAF_V600E	G2 hypophysitis	PD	3	13
GA14	M	C	38	SC, muscle	High	M1c	HRAS_G12D BRAF_V600E PTEN_N323fs	G1 diarrhea	PD	3	15
GA15	M	C	58	Brain, bowel, liver	N	M1c	NRAS_Q61R	G3 rash	PD	4	15
GA18	F	C	49	Skin	N	M1a	NRAS_Q61R	G1 diarrhea	CR	62+	62+
GA19	M	C	55	LN, brain	N	M1c	NRAS_Q61R TP53_R175H CTNNB1_S37F	G3 diarrhea G2 rash	PD	3	36
GA21	M	C	71	Skin, SC, LN, liver, spleen	High	M1c	KIT_L576P	—	PD	3	8
GA23	M	C	27	Lung	N	M1b		—	PD	2	4
GA24	M	C	81	SC, lung	High	M1c		G1 nausea	PD	2	3
GA25	M	H	71	LN	High	M1c	KIT_N822K	—	PD	3	8
GA26	M	C	68	LN, lung	N	M1b	BRAF_V600E	G3 diarrhea G1 Grover's	PD	1	51
GA27	M	C	52	Axillary, clavicular	High	M1c	BRAF_V600E CDKN2A_E61[b] PIK3CA_3545K	G2 pruritus G1 diarrhea G1 hypophysitis	PD	6	11
GA28	M	C	48	LN, Lung	High	M1c	BRAF_G466E EGFR_P753S ABL1_E255K	—	PD	2	4
GA29	F	C	79	Skin, SC	N	IIIc	BRAF_V600E KIT_V559A	G3 diarrhea G1 pruritus	CR	45	45
GA32	M	C	36	Muscle	N	M1c		—	PD	5	56
GA33	F	C	49	Skin	N	IIIc	BRAF_V600E	G2 adrenal insufficiency	CR	55+	55+

Abbreviations: AE, adverse effects; C, Caucasian; EOS, end of study; H, Hispanic; LN, lymph nodes; N, normal; Neg, negative; OS, overall survival; PD, progressive disease; PFS, progression-free survival; SC, subcutaneous.

for postdosing, with the most highly abundant sequences proximal to the origin. Sequences not present in either the baseline or postdosing samples are assigned a frequency of 0 and are represented by the last rank on the axis. Increases in diversity after treatment are shown as an increase in the number of absent baseline sequences along the *x*-axis. Decreases in diversity after treatment are shown as an increase in the number of absent postdosing samples along the *y*-axis. Points are binned and colored on a log scale with red showing the greatest density of points. Fig. 2 shows three representative examples on how the TCR repertoire can change after treatment toward an increase ($n = 14$ cases of 21; Fig. 2A), decrease ($n = 2$; Fig. 2B), or minimal change ($n = 5$; Fig. 2C) in the total repertoire (the complete scatter plots for all patients are shown in Supplementary Fig. S1). The sequencing method also displays the complete V and J segment usage for each TCR. However, there were no statistical differences in usage of V or J (data not shown).

We compared the results of TCR V-beta CDR3 sequencing in PBMCs from patients treated with CTLA4 blockade with the serial collection of PBMC from four healthy donors (four time points separated by 4 months each). For these

Published OnlineFirst February 28, 2014; DOI: 10.1158/1078-0432.CCR-13-2648

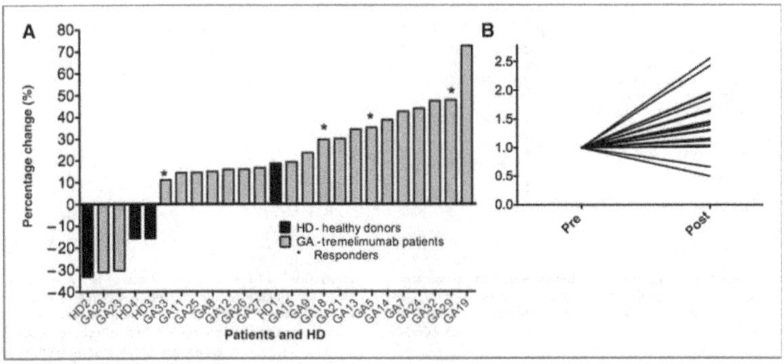

Figure 1. Change in absolute number of unique productive sequences. A, changes reported between baseline and post-tremelimumab samples from 21 patients with melanoma (GA, in black) and from four healthy donors (HD, in gray). B, normalized TCR V-beta CDR3 repertoire diversity. Analysis comparing baseline and post-tremelimumab PBMC samples. The values were normalized to 1, to show increase and decrease after treatment in a comparable manner.

healthy donors, richness (number of unique productive sequences) and the Shannon diversity index (distribution of the sample) were calculated for each sample at each time point. There were no differences over time in either analysis ($P = 0.93$ and $P = 0.68$, respectively), suggesting that these four healthy donors had little change in their peripheral TCR V-beta CDR3 repertoire during the 1-year sampling time. The same analysis performed in samples of patients with melanoma treated with tremelimumab comparing baseline and posttreatment samples showed a significant increase in richness ($P = 0.001$ by Wilcoxon sign-rank test), which occurs with a corresponding increase in the total number of productive TCR V-beta CDR3 sequences. The Shannon diversity index was significantly larger posttreatment ($P = 0.04$ by Wilcoxon sign-rank test; Fig. 3). The Shannon diversity index incorporates a combination of richness and evenness. Increases in the diversity index were not attributed to changes in the distribution itself because of a nonsignificant change in the Pielou's evenness index ($P = 0.5$), but instead an increase of the total TCR V-beta CDR3 repertoire itself.

Productive unique sequences were ranked according to their abundance and the top clones were selected up to the point that their sum was equal to 25%. These top 25% abundant clones have been reported to be the most frequent and feasible to track over time (35), avoiding the noise from the most infrequent clones present in blood. In our samples, this ranged from 4 to 5,185 sequences. In this subgroup of

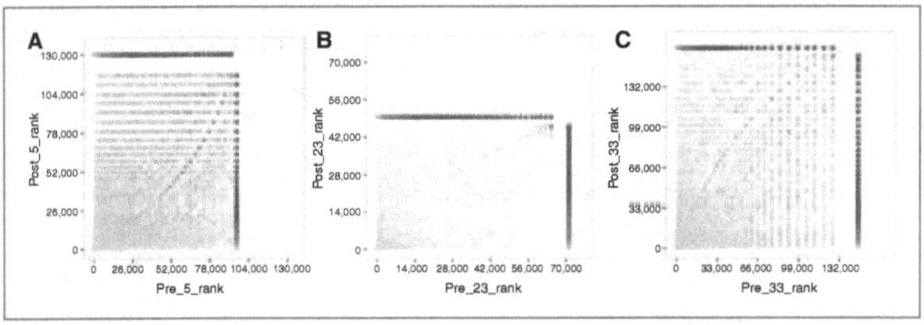

Figure 2. Rank–rank scatter plot analysis of all the TCR V-beta CDR3 sequences. Rank–rank scatter plot matching up baseline and post-tremelimumab samples from 3 representative patients. Each sequence was ranked according to clone abundance from highest frequency (rank 1 = 0) to lowest frequency. This provides a visual representation of the changes between baseline (x-axis) and posttreatment (y-axis) distributions. Example of an increase (GA5; A), a decrease (GA23; B), and of minimal change (GA33; C) in the TCR V-beta CDR3 repertoire. Scatter plots for all patients are shown in Supplementary Fig. S1.

Published OnlineFirst February 28, 2014; DOI: 10.1158/1078-0432.CCR-13-2648

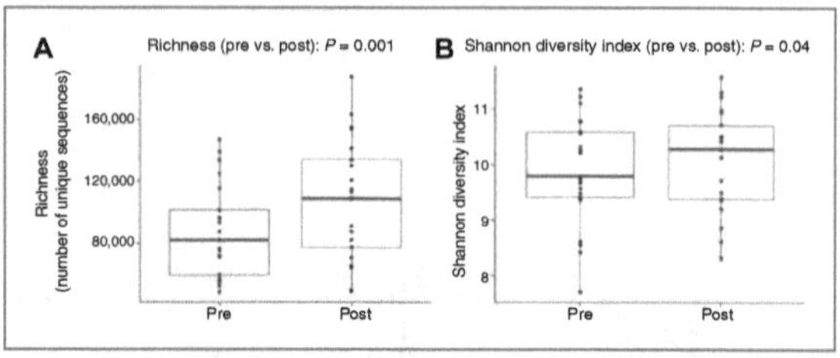

Figure 3. Richness and Shannon index for diversity. Differences in richness for total number of unique productive sequences ($P = 0.001$; A) and Shannon index for diversity of the repertoire ($P = 0.04$; B).

unique productive sequences, the increase was particularly impressive (Supplementary Table S3). Nine out of 21 (43%) of the paired samples had an increase of 2-fold or more, including three of the clinical responders (GA5, GA18, and GA29). The responding patient GA33 experienced a small decrease in TCR V-beta CDR3 diversity. Only 2 out of 21 (9%) had a decrease in the diversity of 2-fold or more. The changes in unique productive sequences reported in Table 2 correlate with a highly polyclonal population, with values of clonality ranging between 0.068 and 0.27. However, the increase in diversity (richness and Shannon diversity index) does not always correlate with a more polyclonal population. In fact, despite only 2 patients (GA23 and GA28) having a decrease in richness, 12 patients showed increase in clonality. In comparison, none of the samples from the four healthy donors had changes more than 2-fold when focusing on the top 25% abundant clones (except time point four in HD4, considered an outlier sample; Supplementary Table S2).

Considering that we observed an increase in ALC, we questioned whether the increase in richness was linked to the increase seen in peripheral lymphocytes counts. However, we identified 5 patients (GA8, GA12, GA24, GA29, and GA33) with decreases in the ALC who, nevertheless, demonstrated an increase in the number of unique productive sequences. Correlation analysis showed that there was no trend ($R = 0.001$) and no significant correlation ($P = 0.1$) between changes in ALC and changes in unique productive sequences (Supplementary Fig. S2). This analysis emphasizes the consistent trend of increased unique productive sequences upon treatment, and deemphasizes the more random and diverse changes in ALC.

Weak correlation between TCR V-beta CDR3 diversity in blood and intratumoral CD8 T-cell infiltration

Figure 4 summarizes the changes in TCR V-beta CDR3 diversity for each patient and the fold-changes in density of T cells analyzed in paired baseline and post-tremelimumab biopsies from the same patients, as previously reported by our group (19). We had quantitated changes in density for CD4 and CD8 in the intratumoral and peritumoral sections of tumor biopsies stained by IHC. In that work, we noted between 1-fold and 100-fold increase in the intratumoral infiltration by $CD8^+$ T cells in 14 out of 18 evaluable cases regardless of clinical tumor response or progression. There was no difference between the absolute number, location, or cell density of infiltrating cells between clinical responding and nonresponding lesions. In the current context, our interest was to study whether the differences in TCR V-beta CDR3 diversity in peripheral blood would correlate with the differences in $CD8^+$ T-cell infiltration in tumor biopsies. In patients with increased TCR V-beta CDR3 diversity in PBMCs, the Spearman correlation coefficient showed a positive trend in all cases comparing fold-changes in richness to increased T-cell infiltration. CD8 peritumoral infiltration was the strongest correlations and statistical significance (Spearman correlation coefficient; $\rho = 0.66$; $P = 0.01$; Fig. 4).

TCR V-beta CDR3 diversity analyzed in relation to clinical response and toxicity after CTLA4 blockade

There were no significant differences in the total unique productive TCR V-beta CDR3 sequences between the 4 patients with an objective response to tremelimumab compared with patients without a tumor response, either in baseline or in posttreatment samples ($P = 0.62$ and 0.39 for baseline and posttreatment, respectively, two-tailed Wilcoxon rank-sum test). We thus reasoned that the changes in TCR V-beta CDR3 usage detected in peripheral blood may reflect a broader effect of CTLA4 blockade on the immune system, as opposed to the stimulation of melanoma-specific T cells. Therefore, the TCR V-beta CDR3 diversity changes may reflect expansion of autoreactive T cells leading to the clinically observed autoimmune toxicities of CTLA4-blocking monoclonal antibodies. This was studied by analyzing the potential correlation between TCR V-beta CDR3 diversity and the development of toxicities after administration of tremelimumab. Our results show that samples from patients with toxicity had richer and more diversely distributed TCR V-beta CDR3 sequences in the posttreatment samples compared with patients without toxicities ($P = 0.05$, one-tailed Wilcoxon rank-sum test; Fig. 5). Baseline samples had the same trend, but were not statistically significant as a predictive factor for toxicity (richness $P = 0.30$ and Shannon diversity index $P = 0.12$, by Wilcoxon rank-sum

Published OnlineFirst February 28, 2014; DOI: 10.1158/1078-0432.CCR-13-2648

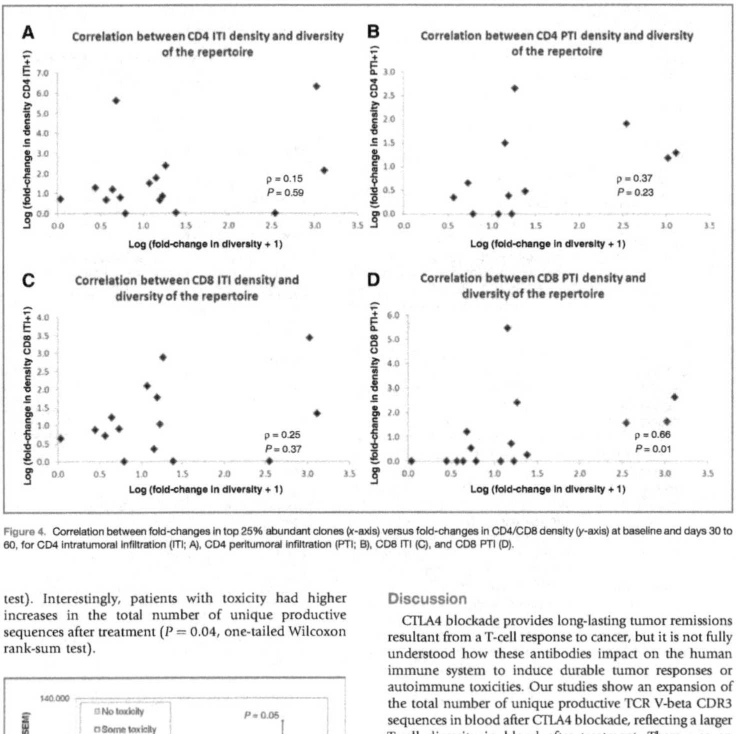

Figure 4. Correlation between fold-changes in top 25% abundant clones (x-axis) versus fold-changes in CD4/CD8 density (y-axis) at baseline and days 30 to 60, for CD4 intratumoral infiltration (ITI; A), CD4 peritumoral infiltration (PTI; B), CD8 ITI (C), and CD8 PTI (D).

test). Interestingly, patients with toxicity had higher increases in the total number of unique productive sequences after treatment ($P = 0.04$, one-tailed Wilcoxon rank-sum test).

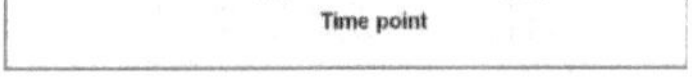

Figure 5. Changes in number of unique TCR V-beta CDR3 sequences related to toxicity during the first 3 months of therapy with tremelimumab.

Discussion

CTLA4 blockade provides long-lasting tumor remissions resultant from a T-cell response to cancer, but it is not fully understood how these antibodies impact on the human immune system to induce durable tumor responses or autoimmune toxicities. Our studies show an expansion of the total number of unique productive TCR V-beta CDR3 sequences in blood after CTLA4 blockade, reflecting a larger T-cell diversity in blood after treatment. There was an increase in the total amount of unique productive sequences, but no expansion of specific clones toward predominance on top of the others, suggesting that this mode of therapy does not result in the specific clonal expansion of T cells to cancer detectable in blood.

Our data are consistent with an immunologic effect of CTLA4 blockade mediated by a nonspecific T-cell proliferation and increased release to circulation, which is congruent with prior data from the literature. Evidence from many groups shows that the anti-CTLA4 antibodies tremelimumab and ipilimumab do not generally expand the number or function of tumor antigen–specific CD8 or CD4 T cells in peripheral blood (4, 5, 25, 36), even though this has been

Published OnlineFirst February 28, 2014; DOI: 10.1158/1078-0432.CCR-13-2648

reported anecdotally in occasional patients (22, 37–39). The release of the CTLA4 checkpoint, which limits T-cell replication, with CTLA4-blocking antibodies was demonstrated in 10 of the patients included in this same series who underwent positron emission tomography (PET) imaging using the PET tracer [^{18}F] fluoro-L-thymidine ([^{18}F]FLT; ref. 21). [^{18}F]FLT PET provides a noninvasive imaging for cell replication at the whole-body level. Postdosing [^{18}F]FLT scans demonstrated increased uptake in the spleen, which is the largest lymphoid organ, consistent with the release of the CTLA4 cell-cycle checkpoint in patients treated with tremelimumab. This prior finding suggests the induction of proliferation of T lymphocytes in lymphoid organs, which may contribute to the observation of increased ALC in blood after treatment with CTLA4-blocking antibodies. CTLA4-mediated checkpoint release may also account for the longstanding detection of increase in T-cell activation markers on T cells after the administration of these antibodies, including HLA-DR and inducible costimulator (ICOS; refs. 4, 5, 36, 40–42), and our current finding of increased diversity of the TCR repertoire after CTLA4 blockade.

The increase in diversity of TCR V-beta CDR3 in peripheral blood may reflect a pharmacodynamic effect of the anti-CTLA4 antibody therapy that is more related to a general ability of that patient's immune system to be activated, rather than a correlation with tumor responses. As such, we report that the diversity change has an association with the development of toxicities after receiving tremelimumab. Prior studies to understand the mechanism of the autoimmune and inflammatory toxicities resultant from CTLA4 blockade have focused on the evidence that in some patients there is an increase in IL-17–producing T cells (Th17 cells), as interleukin (IL)-17 is a known mediator of colitis (43). Our findings suggest that the patients more likely to develop toxicity expanded the number of unique productive sequences, which may in part reflect mobilization of auto-reactive T cells.

In conclusion, we report an increased diversity of T cells (richness and Shannon diversity index) in blood after CTLA4 blockade, with no specific expansion of clonal populations. This increased T-cell diversity, together with their increased T-cell activation state, may be mechanistically linked to the development of tumor responses and toxicities in patients treated with CTLA4-blocking antibodies.

Disclosure of Potential Conflicts of Interest

R. Emerson is an employee of and has ownership interest (including patents) in Adaptive Biotechnologies. H. Robins is employed as a consultant for, is an advisory board member for, and has ownership interest (including patents) in Adaptive Biotechnologies. No potential conflicts of interest were disclosed by the other authors.

Authors' Contributions

Conception and design: L. Robert, R.C. Koya, H. Robins, A. Ribas
Development of methodology: L. Robert, R.C. Koya, H. Robins, A. Ribas
Acquisition of data (provided animals, acquired and managed patients, provided facilities, etc.): L. Robert, B. Homet, T. Chodon, S. Mok, R.R. Huang, A.J. Cochran, B. Comin-Anduix, R.C. Koya, A. Ribas
Analysis and interpretation of data (e.g., statistical analysis, biostatistics, computational analysis): L. Robert, J. Tsoi, X. Wang, R. Emerson, A.J. Cochran, B. Comin-Anduix, R.C. Koya, T.G. Graeber, H. Robins, A. Ribas
Writing, review, and/or revision of the manuscript: L. Robert, J. Tsoi, X. Wang, R. Emerson, A.J. Cochran, B. Comin-Anduix, T.G. Graeber, H. Robins, A. Ribas
Administrative, technical, or material support (i.e., reporting or organizing data, constructing databases): L. Robert, J. Tsoi, T. Chodon, A. Ribas
Study supervision: R.C. Koya, H. Robins, A. Ribas

Grant Support

This work was funded by the Melanoma Research Foundation, NIH grants 2U54 CA151819, R01 CA170689, and P01 CA168585, The Seaver Institute, the Dr. Robert Vigen Memorial Fund, the Wesley Coyle Memorial Fund, the Garcia-Corsini Family Fund, the Louise Belley and Richard Schnarr Fund, the Bila Alon Hacker Memorial Fund, the Fred L. Hartley Family Foundation, the Ruby Family Foundation, the Jonsson Cancer Center Foundation, and the Caltech-UCLA Joint Center for Translational Medicine (to A. Ribas). A. Ribas was supported by a Stand Up To Cancer—Cancer Research Institute Cancer Immunology Dream Team Translational Research Grant (SU2C-AACR-DT1012). Stand Up To Cancer is a program of the Entertainment Industry Foundation administered by the American Association for Cancer Research. L. Robert was supported by the V Foundation-Gil Nickel Family Endowed Fellowship in Melanoma Research and by a scholarship from the Spanish Society of Medical Oncology for Translational Research in reference centers. B. Homet was supported by the Rio Ortega Scholarship from the Hospital 12 de Octubre, Madrid, Spain. J. Tsoi is supported by NIH T32-CA009120-36. T.G. Graeber was supported by a Research Scholar Award from the American Cancer Society (RSG-12-257-01-TBE), NIH/National Center for Advancing Translational Science UCLA CTSI grant number UL1TR000124 and an Established Investigator Award from the Melanoma Research Alliance (20120279).

The costs of publication of this article were defrayed in part by the payment of page charges. This article must therefore be hereby marked *advertisement* in accordance with 18 U.S.C. Section 1734 solely to indicate this fact.

Received September 27, 2013; revised January 20, 2014; accepted February 8, 2014; published OnlineFirst February 28, 2014.

References

1. Chapman PB, Hauschild A, Robert C, Haanen JB, Ascierto P, Larkin J, et al. Improved survival with vemurafenib in melanoma with BRAF V600E mutation. N Engl J Med 2011;364:2507–16.
2. Hodi FS, O'Day SJ, McDermott DF, Weber RW, Sosman JA, Haanen JB, et al. Improved survival with ipilimumab in patients with metastatic melanoma. N Engl J Med 2010;363:711–23.
3. Camacho LH, Antonia S, Sosman J, Kirkwood JM, Gajewski TF, Redman B, et al. Phase I/II trial of tremelimumab in patients with metastatic melanoma. J Clin Oncol 2009;27:1075–81.
4. Phan GQ, Yang JC, Sherry RM, Hwu P, Topalian SL, Schwartzentruber DJ, et al. Cancer regression and autoimmunity induced by cytotoxic T lymphocyte-associated antigen 4 blockade in patients with metastatic melanoma. Proc Natl Acad Sci U S A 2003;100:8372–7.
5. Sanderson K, Scotland R, Lee P, Liu D, Groshen S, Snively J, et al. Autoimmunity in a phase I trial of a fully human anti-cytotoxic T-lymphocyte antigen-4 monoclonal antibody with multiple melanoma peptides and Montanide ISA 51 for patients with resected stages III and IV melanoma. J Clin Oncol 2005;23:741–50.
6. Ribas A, Camacho LH, Lopez-Berestein G, Pavlov D, Bulanhagui CA, Millham R, et al. Antitumor activity in melanoma and anti-self responses in a phase I trial with the anti-cytotoxic T lymphocyte-associated antigen 4 monoclonal antibody CP-675,206. J Clin Oncol 2005;23:8968–77.

Published OnlineFirst February 28, 2014; DOI: 10.1158/1078-0432.CCR-13-2648

7. Hodi FS, Mihm MC, Soiffer RJ, Haluska FG, Butler M, Seiden MV, et al. Biologic activity of cytotoxic T lymphocyte-associated antigen 4 antibody blockade in previously vaccinated metastatic melanoma and ovarian carcinoma patients. Proc Natl Acad Sci U S A 2003;100:4712–7.
8. Attia P, Phan GQ, Maker AV, Robinson MR, Quezado MM, Yang JC, et al. Autoimmunity correlates with tumor regression in patients with metastatic melanoma treated with anti-cytotoxic T-lymphocyte antigen-4. J Clin Oncol 2005;23:6043–53.
9. Robinson MR, Chan CC, Yang JC, Rubin BI, Gracia GJ, Sen HN, et al. Cytotoxic T lymphocyte-associated antigen 4 blockade in patients with metastatic melanoma: a new cause of uveitis. J Immunother 2004;27:478–9.
10. Blansfield JA, Beck KE, Tran K, Yang JC, Hughes MS, Kammula US, et al. Cytotoxic T-lymphocyte-associated antigen-4 blockage can induce autoimmune hypophysitis in patients with metastatic melanoma and renal cancer. J Immunother 2005;28:593–8.
11. O'Day SJ, Maio M, Chiarion-Sileni V, Gajewski TF, Pehamberger H, Bondarenko IN, et al. Efficacy and safety of ipilimumab monotherapy in patients with pretreated advanced melanoma: a multicenter single-arm phase II study. Ann Oncol 2010;21:1712–7.
12. Kirkwood JM, Lorigan P, Hersey P, Hauschild A, Robert C, McDermott D, et al. Phase II trial of tremelimumab (CP-675,206) in patients with advanced refractory or relapsed melanoma. Clin Cancer Res 2010;16:1042–8.
13. Ribas A, Kefford R, Marshall MA, Punt CJ, Haanen JB, Marmol M, et al. Phase III randomized clinical trial comparing tremelimumab with standard-of-care chemotherapy in patients with advanced melanoma. J Clin Oncol 2013;31:616–22.
14. Wilson KS, Koth R. Is Tremelimumab Beneficial in Advanced Melanoma. J Clin Oncol 2013;31:2835–6.
15. Ribas A, Hauschild A, Kefford R. Reply to KS. Wilson et al. J Clin Oncol 2013;31:2836–7.
16. Wilgenhof S, Du Four S, Everaert H, Neyns B. Patterns of response in patients with pretreated metastatic melanoma who received ipilimumab 3 mg/kg in a European expanded access program: five illustrative case reports. Cancer Invest 2012;30:712–20.
17. Ku GY, Yuan J, Page DB, Schroeder SE, Panageas KS, Carvajal RD, et al. Single-institution experience with ipilimumab in advanced melanoma patients in the compassionate use setting: lymphocyte count after 2 doses correlates with survival. Cancer 2010;116:1767–75.
18. Ribas A, Comin-Anduix B, Chmielowski B, Jalil J, de la Rocha P, McCannel TA, et al. Dendritic cell vaccination combined with CTLA4 blockade in patients with metastatic melanoma. Clin Cancer Res 2009;15:6267–76.
19. Huang RR, Jalil J, Economou JS, Chmielowski B, Koya RC, Mok S, et al. CTLA4 blockade induces frequent tumor infiltration by activated lymphocytes regardless of clinical responses in humans. Clin Cancer Res 2011;17:4101–9.
20. MacConaill LE, Campbell CD, Kehoe SM, Bass AJ, Hatton C, Niu L, et al. Profiling critical cancer gene mutations in clinical tumor samples. PLoS ONE 2009;4:e7887.
21. Ribas A, Benz MR, Allen-Auerbach MS, Radu C, Chmielowski B, Seja E, et al. Imaging of CTLA4 blockade-induced cell replication with (18)F-FLT PET in patients with advanced melanoma treated with tremelimumab. J Nucl Med 2010;51:340–6.
22. Klein O, Ebert LM, Nicholaou T, Browning J, Russell SE, Zuber M, et al. Melan-A-specific cytotoxic T cells are associated with tumor regression and autoimmunity following treatment with anti-CTLA-4. Clin Cancer Res 2009;15:2507–13.
23. Comin-Anduix B, Sazegar H, Chodon T, Matsunaga D, Jalil J, von Euw E, et al. Modulation of cell signaling networks after CTLA4 blockade in patients with metastatic melanoma. PLoS ONE 2010;5:e12711.
24. Ribas A, Hanson DC, Noe DA, Millham R, Guyot DJ, Bernstein SH, et al. Tremelimumab (CP-675,206), a cytotoxic T lymphocyte-associated antigen 4 blocking monoclonal antibody in clinical development for patients with cancer. Oncologist 2007;12:873–83.
25. Butterfield LH, Comin-Anduix B, Vujanovic L, Lee Y, Dissette VB, Yang JQ, et al. Adenovirus MART-1-engineered autologous dendritic cell vaccine for metastatic melanoma. J Immunother 2008;31:294–309.
26. Ribas A, Comin-Anduix B, Economou JS, Donahue TR, de la Rocha P, Morris LF, et al. Intratumoral immune cell infiltrates, FoxP3, and indoleamine 2,3-dioxygenase in patients with melanoma undergoing CTLA4 blockade. Clin Cancer Res 2009;15:390–9.
27. Robins HS, Campregher PV, Srivastava SK, Wacher A, Turtle CJ, Kahsai O, et al. Comprehensive assessment of T-cell receptor beta-chain diversity in alphabeta T cells. Blood 2009;114:4099–107.
28. Shannon CE. A mathematical theory of communication. Bell Syst Tech J 1948;27:379–423.
29. Pielou BC. Species-Diversity and Pattern-Diversity in the Study of ecological Succession. J Theor Biol 1966;10:370–83.
30. Fitzmaurice GM, Ravichandran C. A primer in longitudinal data analysis. Circulation 2008;118:2005–10.
31. Lehmann EL, D'Abrera HJM. Nonparametrics: statistical methods based on ranks. Englewood Cliffs, NJ: Prentice-Hall; 1998.
32. Team RC. A language and environment for statistical computing. R Foundation for Statistical Computing, Vienna, Austria. 2013. ISBN 3-900051-07-0, URL http://www.R-project.org.
33. Wilgenhof S, Du Four S, Vandenbroucke F, Everaert H, Salmon I, Lienard D, et al. Single-center experience with ipilimumab in an expanded access program for patients with pretreated advanced melanoma. J Immunother 2013;36:215–22.
34. Plaisier S, Taschereau R, Wong J, Graeber T. Rank-rank hypergeometric overlap: identification of statistically significant overlap between gene-expression signatures. Nucleic Acids Res 2010;38:e169.
35. Neller MA, Burrows JM, Rist MJ, Miles JJ, Burrows SR. High frequency of herpesvirus-specific clonotypes in the human T cell repertoire can remain stable over decades with minimal turnover. J Virol 2013;87:697–700.
36. Maker AV, Attia P, Rosenberg SA. Analysis of the cellular mechanism of antitumor responses and autoimmunity in patients treated with CTLA-4 blockade. J Immunol 2005;175:7746–54.
37. Ribas A, Glaspy JA, Lee Y, Dissette VB, Seja E, Vu HT, et al. Role of dendritic cell phenotype, determinant spreading, and negative costimulatory blockade in dendritic cell-based melanoma immunotherapy. J Immunother 2004;27:354–67.
38. Yuan J, Gnjatic S, Li H, Powel S, Gallardo HF, Ritter E, et al. CTLA-4 blockade enhances polyfunctional NY-ESO-1 specific T cell responses in metastatic melanoma patients with clinical benefit. Proc Natl Acad Sci U S A 2008;105:20410–5.
39. Liakou CI, Kamat A, Tang DN, Chen H, Sun J, Troncoso P, et al. CTLA-4 blockade increases IFNgamma-producing CD4+ICOShi cells to shift the ratio of effector to regulatory T cells in cancer patients. Proc Natl Acad Sci U S A 2008;105:14987–92.
40. Comin-Anduix B, Lee Y, Jalil J, Algazi A, de la Rocha P, Camacho LH, et al. Detailed analysis of immunologic effects of the cytotoxic T lymphocyte-associated antigen 4-blocking monoclonal antibody tremelimumab in peripheral blood of patients with melanoma. J Transl Med 2008;6:22.
41. Kavanagh B, O'Brien S, Lee D, Hou Y, Weinberg V, Rini B, et al. CTLA4 blockade expands FoxP3 +regulatory and activated effector CD4+ T cells in a dose-dependent fashion. Blood 2008;112:1175–83.
42. Hodi FS, Oble DA, Drappatz J, Velazquez EF, Ramaiya N, Ramakrishna N, et al. CTLA-4 blockade with ipilimumab induces significant clinical benefit in a female with melanoma metastases to the CNS. Nat Clin Pract Onc 2008;5:557–61.
43. von Euw E, Chodon T, Attar N, Jalil J, Koya RC, Comin-Anduix B, et al. CTLA4 blockade increases Th17 cells in patients with metastatic melanoma. J Transl Med 2009;7:35.

DISCUSSIO

1. Noves estratègies envers resistència a iMAPK i melanoma no-*BRAF* mutat.

Tot i els progressos obtinguts com a conseqüència de la teràpia dirigida contra BRAF i la via de la MAPK, segueixen havent uns subgrups de pacients abandonats i orfes de tractament. Es tracta dels melanomes no-*BRAF* mutats, entre els quals es troben mutacions de *NRAS*. Aquests han provat tractament amb inhibidors de MEK amb una activitat modesta *in vivo* [201, 202], tot i la potència inhibitòria *in vitro* [203]. Per altra banda els pacients *BRAF* mutats presenten resistència innata al tractament en més d'un 30% dels casos, requerint altres opcions d'entrada. I finalment no oblidar que tots els pacient *BRAF* mutats responedors acabaran desenvolupant resistència adquirida.

Tots ells, d'una manera o una altra, segueixen mostrant una addicció o una sobreregulació de la senyalització via ERK. Per aquest motiu, gran part dels esforços en els últims temps s'han centrat en desenvolupar petites molècules dirigides contra aquesta proteïna amb enfocs innovadors tal i com apunten *Samatar et al.* [204]. Algunes d'aquestes molècules ja han estat introduïts com a assajos clínics amb respostes erràtiques i en fases inicials [205, 206] .

Morris et al. fou el grup encarregat de desenvolupar i caracteritzar SCH772984. Es tracta d'un inhibidor competitiu d'ATP envers ERK1 i ERK2. Addicionalment, aquesta molècula va mostrar activitat al·lostèrica vers el lloc de fosforilació i activació via MEK1 i MEK2. L'activitat fou interrogada en algunes línies cel·lulars i més important, en models xenografs mostrant inhibició de la via de la MAPK i activitat[207].

Donada la fisiopatologia i reptes del melanoma metastàtic, el primer article intenta respondre quines possibilitats té un inhibidor d'ERK en un llarg ventall de línies cel·lulars de melanoma. Al llarg dels anys, el laboratori ha generat un nombrós banc de línies cel·lulars de melanoma derivades de pacients amb melanoma metastàtic. Totes elles han estat caracteritzades a nivell molecular per definir mutacions clau i poder així agrupar-les segons diferents sensibilitat a inhibidors de interès.

Concretament es van caracteritzar 50 línies cel·lulars, 21 d'ells *BRAF* mutades, 14 *NRAS* mutades i 7 sense *BRAF/NRAS* mutat i 8 línies cel·lulars amb resistència adquirida a inhibidors de BRAF. La primera conclusió és una millora de sensibilitat en tots els grups comparat a la sensibilitat a l'inhibidor de BRAF, vemurafenib. Amb un llindar a 1uM per definir sensibilitat, definim com a sensibles a SCH772984

- El 71% de les línies *BRAF* mutades (incloent 4 línies amb resistència innata)
- El 100% de les línies *BRAF/NRAS* doble mutades
- El 78% de les línies *NRAS* mutades
- El 71% de les línies amb fenotip *NRAS/BRAF* no-mutat
- El 50% de les línies amb resistència adquirida a vemurafenib.

Aquestes observacions s'acompanyen d'un estudi de senyalització amb tècnica de Western Blotting per tal de seguir l'efecte de SCH772984 en la via de la MAPK i AKT. El primer punt a tenir en compte és la dinàmica de inhibició segons sensibilitat. Aixi doncs, aquelles línies sensibles (p.e. M238) mantenen la inhibició de la via fins les 48 hores. En canvi, aquelles línies resistents (p.e. M233) demostren una reactivació de la via a les 12 hores. Així a les 24 hores, la diferència entre línies sensibles i resistents és clara (Figura1B del manuscrit). També es present d'entrada una important sobreexpressió de pAKT en aquelles línies cel·lulars que són sensibles. Aquest detall té gran importància i valida en certa manera el concepte introduït per *Carlino et al* en el seu treball [208].

Per continuar l'estudi mecanístic de SCH772984, es va avaluar el cicle cel·lular i la inducció d'apoptosis per citometria de flux (Figura 6 del manuscrit). Resulta comú en tots els inhibidors de la MAPK una detenció en G1, el que significa un fre en tota la maquinària de divisió cel·lular. A nivell d'apoptosis, la comparació amb vemurafenib permet observar una millor inducció de mort cel·lular (PARP-aferrat) amb la inhibició d'ERK, especialment en les línies sensibles.

No obstant, el punt feble de la teràpia dirigida és la resistència assegurada. Havent assumit aquest desenllaç, s'han pogut provar diferents estratègies per millorar resultats. D'aquesta manera, la combinació de inhibidors BRAF i MEK ha aconseguit mostrar millors resultats comparat a la monoteràpia. Tot i la redundància de bloquejar la mateixa via en dos punts diferents, els resultats recolzen que l'eficiència citotòxica de cada droga combinada (sinèrgia) aconsegueix efectes més profunds que la monoteràpia[184, 185] . D'aquesta manera, el volum de cèl·lules resistents és menor.

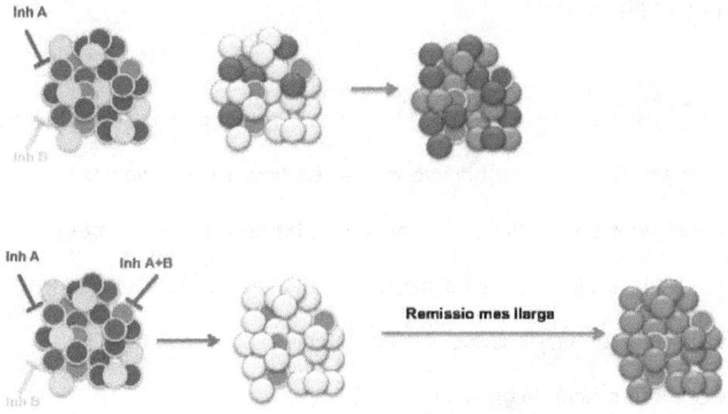

Figura 14. Teràpia combinada *vs* monoteràpia i selecció clonal.

D'altra banda, més del 70% dels mecanismes de resistència descrits pels inhibidors de BRAF i MEK consisteixen en la reactivació de la via MAPK, pel que silenciar dos punts de la mateixa via pot resultar en sinèrgia. Especialment, tenint en compte l'efecte ampli dels inhibidors d'ERK, tal i com apunta l'estudi de *Carlino et al.* [208]. Per mostrar l'activitat de la combinació entre vemurafenib i SCH772984, es realitzaren assajos de proliferació, senyalització i també cicle cel·lular. Aquests mostraren inhibició de proliferació més profunda, més silenciació de pERK, però sense canvis significatius en inducció d'apoptosis amb la combinació. El valor numèric calculat amb la formula de Choi, suggereix sinèrgia en les 17 de les 18 línies tractades amb la combinació, al comparar-les amb la monoteràpia. La Figura 7 del manuscrit, mostra de manera més evident la sinèrgia per part d'aquesta combinació. Un experiment a llarg termini, mostra com cèl·lules sembrades i tractades amb monoteràpia tenen més capacitat d'adaptació i resistència comparat a la combinació.

Tornant a la sobreexpressió de pAKT al tractar amb inhibidor d'ERK descrita prèviament, i coincidint altre cop amb el racional comentat per *Carlino et al*; vam poder comprovar que la combinació de SCH772984 i un inhibidor d'AKT o inhibidor de mTOR, podien silenciar de manera eficient línies prèviament resistents i amb nivells basals de pAKT augmentats.

Fan falta assajos clínics per avaluar les opcions reals d'aquestes molècules inhibidores d'ERK en diferents combinacions, per entendre les toxicitats limitants i esquemes de tractament òptims[209]. No obstant, hi ha un clar interès per entendre com silenciar de manera efectiva i amb menys resistència la via de la MAPK[204]. Mentre els assajos ofereixen dades clares, articles com els de *Goetz et al*, segueixen aportant informació de gran valor[209].

2. Els efectes immunomoduladors dels "*immune-checkpoints*"

Tot i que els resultats en melanoma i altres tumors, han fet que la immunoteràpia hagi "arribat per quedar-se", hi ha encara moltes incògnites en quan efectes perifèrics i modulació de resposta. A diferència de la teràpia dirigida i quimioteràpia, els estudis amb immunoteràpia precisen una interacció de tumor, sistema immune i microambient tumoral. Per aquest motiu els estudis *in vivo* i mostres de pacients en tractament són especialment valuosos per extreure'n conclusions traslacionals.

Noves tècniques i algoritmes han hagut de ser dissenyades per aprofundir en la biologia del tumor i sistema immune. Així doncs, si entenem que la interacció entre la presentació antigènica per part d'HLA i la regió altament variable del TCR

(HLA:antigen:TCR), és una interacció altament sensible i especifica, les respostes immunes més intenses són aquelles derivades de totes aquelles mutacions somàtiques esporàdiques i són per tant úniques de cada tumor. Són els anomenats neoantígens, els quals un cop expressats via HLA tipus I o tipus II ofereixen alta afinitat d'unió. El conjunt global és el que s'ha anomenat "*càncer antigenom*" [210]. La seva correcta descripció pot ser la base de noves formes de immunoteràpia personalitzada.

Si enlloc de fixar-nos en la diversitat de mutacions o neoantígens a nivell tumoral, volem explorar la diversitat derivada de la recombinació aleatòria VDJ a nivell de la cadena alpha i beta del TCR, hem d'entendre que estem parlant d'una potencial diversitat de 10^{13} seqüències diferents. Això després de la selecció tímica per cèl·lules T restringides a HLA propi[211, 212]. Aquest repte tècnic, ha estat superat gràcies a la seqüenciació de nova-generació i optimització de cebadors específics[213]. Concretament 45 cebadors en posició *forward* i 13 en posició *reverse*.

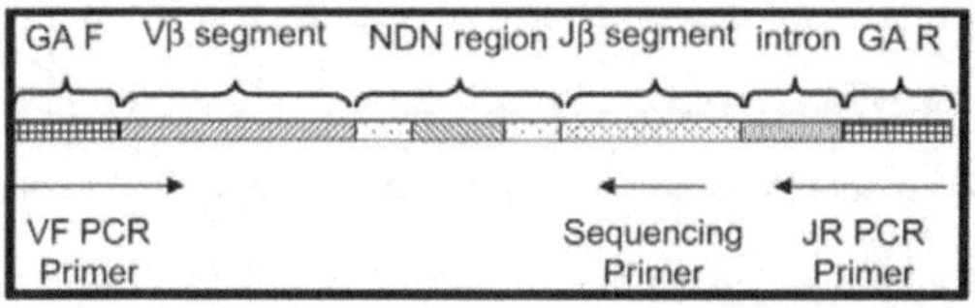

Figura 15. Estratègia d'amplificació per PCR i seqüenciació de la zona recombinada a nivell de la regió CDR3 del TCR-β. [213]

Aquesta plataforma ofereix un anàlisis del sistema immune adaptatiu a una profunditat i especificitat complerta. El resultat d'aquest anàlisis ofereix

- Repertori immune – nombre total de possibilitats recombinades de CDR3 en un individu concret. Cada una d'aquestes seqüències de CDR3 equival a un clon específic que es repeteix en la descendència clonal

- Seqüència productiva única – les seqüències úniques *in-frame*, sense codons stop, són l'objecte d'aquest estudi. La resta (seqüències *out-of-frame* o amb codons stop) són descartades per un algoritme.
- Diversitat – Una estimació de quants clons formen el repertori immune
- Clonalitat (C) – Valor extret de la diversitat (inversament proporcional) i la freqüència de cadascun dels seus clons.

  C = 1-entropia / log2(#lectures de cada seqüència única productiva) = [0-1]

  0 = població diversa al màxim i amb una distribució homogènia

  1 = població perfectament monoclonal

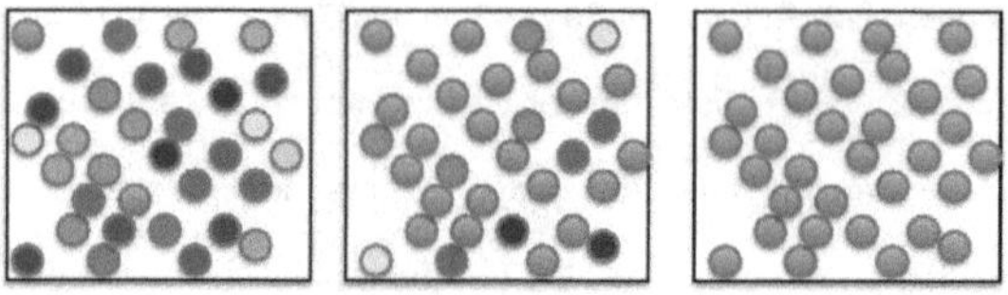

Figura 16. Il·lustració de clonalitat en tres escenaris diferents. Cada color representa un clon i la representació de la seva freqüència dins la població total.

És amb aquesta tecnologia, que el segon article ens permet extreure conclusions de com el bloqueig a nivell de CTLA4 modula el repertori immune a nivell perifèric i quina implicació té a nivell de resposta i toxicitat.

Tremelimumab és un anticòs monoclonal IgG2 que bloqueja CTLA4 i amb respostes reproduïbles i duradores en estudi fase I i fase II [214-216]. Però a diferència de ipilimumab (monoclonal IgG1), no va aconseguir demostrar superioritat en l'estudi fase III *vs* quimioteràpia [217]. Durant l'estudi es va impedir creuament dels progressors a quimioteràpia a tractament amb tremelimumab. No obstant, la implantació de ipilimumab i nous tractaments amb inhibidors de BRAF van oferir el mateix resultat, probablement influint en la no-superioritat d'aquest inhibidor.

Durant l'estudi, el laboratori va recollir mostra de sang perifèrica centrifugada, per tal d'aïllar cèl·lules mononuclears perifèriques (*peripheral blood mononuclear cell –*

PBMC). L'estudi va acumular PBMC d'un total de 21 pacients prèviament al tractament (basal) i posterior a 1 dosis de tractament 15mg/kg cada 90 dies (entre 30 i 60 dies post inici de tractament). Quatre pacients varen presentar una resposta clínica, que es va mantenir sostinguda en tres d'ells. I quatre pacients varen presentar toxicitat limitant de dosis amb diarrea grau 3 o panhipopituïtarisme.

Després de l'extracció d'ADN genòmic i normalització de quantitat d' ADN carregat, es realitzà la seqüenciació de la regió variable de la cadena beta de la regió CDR del TCR. El mateix estudi en quatre donants sans en 4 moments diferents serveix com a control. Els resultats extrets són els següents:

- Increment del 24% del nombre total de seqüències productives úniques que conformen el repertori després del tractament amb tremelimumab. L'augment es confirma en 19 dels 21 pacients (increments de 11-73.6%).
- L'estudi de riquesa (nombre total de seqüències productes úniques), fou significatiu al comparar condicions basals i post tractament (p=0.001, Wilcoxon)
- L'índex de diversitat de Shannon (distribució de freqüències), fou també significatiu entre la diversitat basal i post tractament (p=0.04). Aquest increment és a costa de l'augment del repertori (índex d'uniformitat de Pielou no significatiu p=0.5)

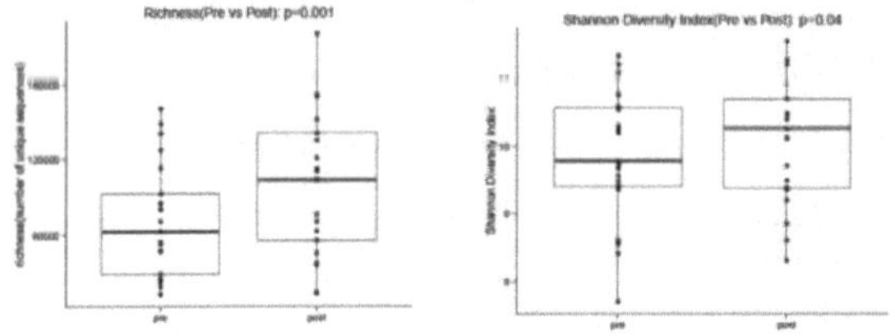

Figura 17. Riquesa i índex de diversitat de Shannon. (p=0.001 i p=0.04 respectivament)

- Repertori perifèric molt policlonal (valors entre 0.068 i 0.27) i sense canvis dramàtics induïts pel tractament en aquest compartiment.
- Les diferències induïdes a nivell del repertori immune en responedors (4/21 pacients) *vs* no-responedors (17/21 pacients) no foren significatives, mostrant que l'efecte del bloqueig de CTLA4 és un efecte global, enlloc d'un efecte sobre les cèl·lules T melanoma-especifiques.
- L'efecte dinàmic de tremelimumab sí sembla influenciar l'expansió de cèl·lules T auto-reactives, ja que aquells pacients amb toxicitat limitant de dosis (4/21) van mostrar un repertori més divers en les mostres post-tractament (p=0.05 Wilcoxon).

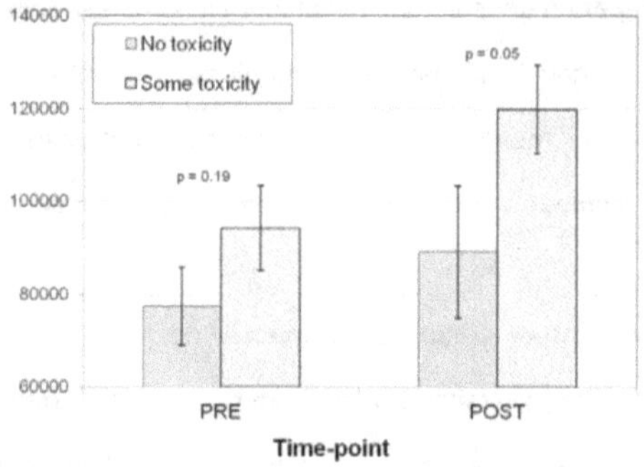

Figura 17. Canvis induïts en el nombre de seqüències productives úniques relacionades amb toxicitat a tremelimumab.

- Els canvis en el repertori immune (#seqüències productives úniques) no estan correlacionats amb els canvis en el #absolut de limfòcits (correlació p=0.1). Aquest resultat implica que l'augment observat no és relacionat amb el nombre de limfòcits, sinó amb un efecte modulador del tractament administrat.
- La immunohistoquimica de cèl·lules T CD8 a nivell intratumoral es relaciona de forma dèbil amb la diversitat del repertori immune. La correlació més important és amb la infiltració peritumoral (Rho=0.66, p=0.01).

L'efecte dinàmic i modulador de tremelimumab, inhibidor de CTLA4, representa un efecte altament perifèric i relacionat amb toxicitat i es troba pobrement implicat en la resposta al tractament. Cal recordar que les respostes a CTLA4 són entorn 10-15%, però la toxicitat es present en més del 70% dels pacients. Aquesta situació ens ha de fer reflexionar del punt d'acció en que CTLA4 té major importància dins la sinapsi immune. La literatura apunta a que la inhibició de CTLA4 pot tenir un efecte potenciador en la fase de "priming" a l'altura de ganglis limfàtics. Mentre que l'efecte dels inhibidors de PD1 és en el pas final efector en el microambient tumora[149, 218]. Aquesta premisa recolza que ambdós teràpies tinguin efectes diferents a nivell perifèric.

És precisament aquest concepte, el que de manera més limitada es valora en l'article de *Robert et al* [219]. Es valora el mateix efecte dinàmic entre condicions basals i post tractament en els 21 pacients tractats amb tremelimumab prèviament descrits més 9 pacients tractats amb pembrolizumab (MK-3475), un inhibidor de PD1. L'expansió prèviament descrita a nivell perifèric amb el tractament inhibidor de CTLA4, no es va reproduir amb el tractament anti-PD1. Es tracta d'una prova més dels diferents efectes d'aquestes noves drogues moduladores. Ambdues desinhibeixen els frens del sistema immune, però entendre la biologia subjacent ens ajudarà a entendre respostes i toxicitats molt millor.

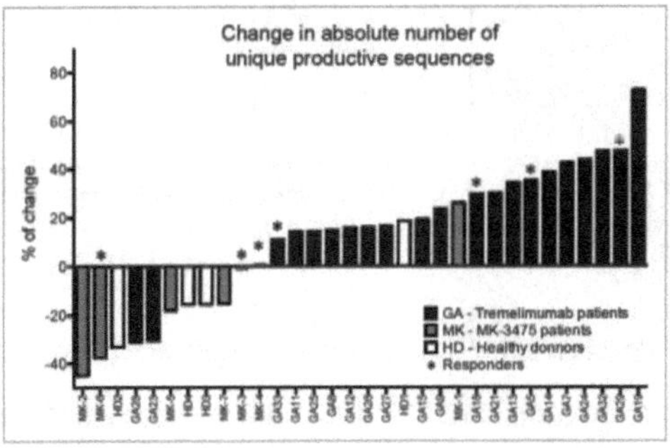

Figura 19. Canvis a nivell del repertori perifèric, induït pel tractament immunomodulador. En negre, els pacients tractats amb tremelimumab, en gris 9 pacients tractats amb inhibidor de PD1 i 4 pacients en blanc representatius dels canvis en la població sana.[219]

Intentant aprofundir més en aquest efecte modulador dels nous fàrmacs *immune-checkpoints*, un altre article ha utilitzat aquesta tecnologia per entendre l'efecte en el repertori immune, aquest cop dins l'àmbit tumoral. Aconseguir acumular biòpsies de pacients a nivell basal i posteriors al tractament amb pembrolizumab és una tasca més complicada que PBMC de sang perifèrica. No obstant, la informació d'aquest compartiment està més íntimament lligada a la resposta tumoral i en el cas de PD1, als efectes específics d'aquesta droga. El treball de *Tumeh et al* [220] fa un esforç intensiu per definir factors predictius de resposta com la infiltració de cèl·lules T CD8 a nivell peritumoral. Però de manera interessant, l'estudi de clonalitat i diversitat de sequències productives úniques aïllades en situació basal (peritumoral o intratumoral) mostra una elevada clonalitat en el pacients responedors (p=0.004). El que vol dir, un ús més restringit de la cadena beta de TCR i menys diversitat en el repertori. Es tracta de cèl·lules ja seleccionades i amb una afinitat concreta.

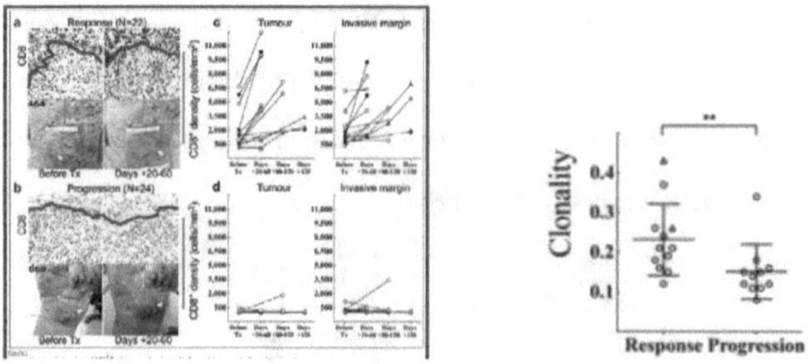

Figura 20. Biòpsies de pacients tractats amb pembrolizumab, amb estudi de infiltració limfocítica de cèl·lules T CD8 a nivell intratumoral i al marge invasiu en responedors i progressors. Així mateix es valora clonalitat a nivell basal segons el tipus de resposta al tractament amb anti-PD1[220]

Poder observar l'evolució de cada un dels clons o del repertori immune com a conseqüència a l'efecte del bloqueig de PD1 o CTLA4, proporciona dades de funcionament, resposta i toxicitat prèviament inimaginables. Les diferencies induïdes en el compartiment perifèric són diferents a les induïdes a nivell tumoral segons el tipus de tractament.

A mesura que el tractament amb immunoteràpia avança i noves teràpies segueixen oferint resultats esperançadors, tenir a l'abast eines de treball per avaluar espècimens tractats serà de gran valor.

CONCLUSIONS / CONCLUSIONS

L'estudi *in vitro* de la molècula SCH722984 en un grup representatiu de 50 línies cel·lulars, resumeix les següents conclusions:

1- SCH722984 ha mostrat activitat inhibitòria en les línies cel·lulars *BRAF* mutades
2- SCH722984 ha mostrat activitat inhibitòria en les línies cel·lulars *BRAF/NRAS* doble mutades.
3- SCH722984 ha mostrat activitat inhibitòria en les línies cel·lulars *NRAS* mutades
4- SCH722984 ha mostrat activitat inhibitòria en les línies cel·lulars *BRAF* mutades i amb resistència adquirida a vemurafenib, quan el mecanisme de resistència esta relacionat amb la reactivació de la via de la MAPK.
5- La combinació de iBRAF (vemurafenib) amb iERK (SCH722984) resulta amb una inhibició pronunciada, apoptosis i efectes sinèrgics demostrats amb index combinatori i experiments de resistència a llarg termini, comparat a la monoteràpia.
6- La reactivació de la via Pi3K/AKT/mTOR és ràpida, pel que la combinació de SCH722984 amb inhibidors d'AKT o mTOR ha mostrat tenir potencial traslacional per evitar resistència adquirida.

The *in vitro* study with SCH722984 in a representative group of 50 melanoma cell lines, summarizes into the following conclusions

1- SCH722984 showed inhibitory activity to BRAF mutant cell lines
2- SCH722984 showed inhibitory activity in the double mutant BRAF/NRAS mutant cell lines
3- SCH722984 showed inhibitory activity to the NRAS mutant cell lines
4- SCH722984 showed inhibitory activity to the acquired resitant BRAF mutant cell lines to vemurafenib, all of them with reactivation of the MAPK pathway.
5- Combining BRAFi (vemurafenib) and ERKi (SCH722984) resulted in a profound inhibition, apoptosis and synergistic effects testes by apoptosis and long-term experiments, when compared to monotherapy.
6- The reactivation of the Pi3K/AKT/mTOR is rapid and early. Combining SCH722984 with AKT inhibitors or mTOR inhibitors has shown traslational potential to avoid acquired resistance.

L'estudi de modulació perifèrica (PBMC) per part de tremelimumab, inhibidor de CTLA-4, fent ús de la seqüenciació de la regió variable CDR3 de la cadena beta del TCR, aporta dades del repertori immune que ens permeten concloure els següent:

1- Expansió remarcable del repertori com a conseqüència del tractament. Diferències significatives entre condicions basals i post-tractament per riquesa i diversitat.
2- Sense efectes significatius atribuïts a la resposta al tractament amb tremelimumab.
3- La toxicitat inflamatòria associada al tractament amb CTLA4, està relacionada amb l'expansió del repertori induïda pel tractament.

The study on peripheral modulation (PBMC) done in tremelimumab patient samples, using sequencing of the beta-chain of the variable region in the CDR3 of the TCR, allows us to define the immune repertoire summarizing the following:

1- Noticeable expansion in the repertoire after treatment. All of them showed significant differences in richness and diversity index when comparing baseline and post-treatment conditions.
2- No significant effects in the peripheral repertoir are correlated to respone to tremelimumab treatment
3- The autoimmune toxicity linked to CTLA4 treatment, is related to the diverse repertoire induced by the treatment.

ABREVIATURES

AKT – serina/treonina alfa-RAC quinasa

BGLS – biòpsia del gangli limfàtic sentinella

BRAF – Homòleg B de l'oncogen viral del sarcoma muri v-Raf

CARs – receptors d'antigen quimèrics.

CPA – Cèl·lula presentadora d'antígens

CTLA-4 – proteïna 4 associada al limfòcit T citotòxic

EGFR – receptor del factor de creixement epidèrmic

EMEA – agencia europea del medicament

ERK – quinases regulades per senyals extracel·lulars

FDA – administració de droga i aliments

HGF – factor de creixement d'hepatòcits

iBRAF – inhibidor de BRAF

IC50 – concentració inhibitòria del 50%

IFN - interferó

IHQ - immunohistoquímica

IL-2 – interleuquina 2

iMAPK – Inhibidor de MAPK

LTIs – limfòcits T infiltrants

MAPK – proteïnes quinases activades pel mitogen

MDSC – cèl·lules supressores derivades de macròfags

MEK – proteïna de la via MAPK que activa la quinasa ERK

MITF- factor de transcripció associat a microftàlmia

mTOR – diana mamífera de rapamicina

NGFR – receptor del factor de creixement neural.

NRAS- Homòleg de l'oncogen v-RAS del neuroblastoma

pAKT – fosfo-AKT

PARP- polimerasa de la ribosa poli-ADP

PBMC – cèl·lules mononuclears sanguínies periferiques

PD-1 – proteïna 1 de mort cel·lular programada

PD-L1 – lligand 1 de PD-1, B7H1, CD274

PD-L2 – lligand 2 de PD-1, B7-DC, CD273

pERK – fosfo-ERK

PTEN – homòleg de fosfatassa i tensina

RECIST – criteri d'avaluació de resposta en tumors sòlids

RTK – quinasa del receptor de tirosinassa

TCR – receptor de cèl·lules T

T regs- cèl·lules T reguladors

BIBLIOGRAFIA

1. Miller, E., et al., *Sentinel lymph node biopsy in the diagnosis and treatment of multicentric malignant melanoma of the penis.* Isr Med Assoc J, 2006. **8**(4): p. 292-3.
2. Baroffio, A., E. Dupin, and N.M. Le Douarin, *Clone-forming ability and differentiation potential of migratory neural crest cells.* Proc Natl Acad Sci U S A, 1988. **85**(14): p. 5325-9.
3. Institute, N.C., *SEER Cancer Statistics Review 1975-2004.* SEER, 2004.
4. Institute, N.C., *Melanoma.*
5. de Torre, C., et al., *Influence of loss of function MC1R variants in genetic susceptibility of familial melanoma in Spain.* Melanoma Res, 2010. **20**(4): p. 342-8.
6. Meyle, K.D. and P. Guldberg, *Genetic risk factors for melanoma.* Hum Genet, 2009. **126**(4): p. 499-510.
7. Grob, J.J., et al., *Count of benign melanocytic nevi as a major indicator of risk for nonfamilial nodular and superficial spreading melanoma.* Cancer, 1990. **66**(2): p. 387-95.
8. Robbins, H.A., et al., *Melanoma Risk and Survival among Organ Transplant Recipients.* J Invest Dermatol, 2015.
9. Pfeifer, G.P., Y.H. You, and A. Besaratinia, *Mutations induced by ultraviolet light.* Mutat Res, 2005. **571**(1-2): p. 19-31.
10. Alexandrov, L.B., et al., *Signatures of mutational processes in human cancer.* Nature, 2013. **500**(7463): p. 415-21.
11. Hodis, E., et al., *A landscape of driver mutations in melanoma.* Cell, 2012. **150**(2): p. 251-63.
12. Junkins-Hopkins, J.M., *Malignant melanoma: molecular cytogenetics and their implications in clinical medicine.* J Am Acad Dermatol, 2010. **63**(2): p. 329-32.
13. Chin, L., L.A. Garraway, and D.E. Fisher, *Malignant melanoma: genetics and therapeutics in the genomic era.* Genes Dev, 2006. **20**(16): p. 2149-82.
14. ramnath, N., *Inhibitors of Raf kinase and MEK signaling.* Update on Cancer Therapeutics, 2007. **2**(3): p. 111-118.
15. Vultur, A., J. Villanueva, and M. Herlyn, *Targeting BRAF in advanced melanoma: a first step toward manageable disease.* Clin Cancer Res, 2011. **17**(7): p. 1658-63.
16. Wellbrock, C. and A. Hurlstone, *BRAF as therapeutic target in melanoma.* Biochem Pharmacol, 2010. **80**(5): p. 561-7.
17. Davies, H., et al., *Mutations of the BRAF gene in human cancer.* Nature, 2002. **417**(6892): p. 949-54.
18. Sithanandam, G., et al., *Complete coding sequence of a human B-raf cDNA and detection of B-raf protein kinase with isozyme specific antibodies.* Oncogene, 1990. **5**(12): p. 1775-80.
19. Lee, J.W., et al., *BRAF mutations in non-Hodgkin's lymphoma.* Br J Cancer, 2003. **89**(10): p. 1958-60.
20. Little, A.S., et al., *Amplification of the driving oncogene, KRAS or BRAF, underpins acquired resistance to MEK1/2 inhibitors in colorectal cancer cells.* Sci Signal, 2011. **4**(166): p. ra17.

21. Handkiewicz-Junak, D., A. Czarniecka, and B. Jarzab, *Molecular prognostic markers in papillary and follicular thyroid cancer: Current status and future directions.* Mol Cell Endocrinol, 2010. **322**(1-2): p. 8-28.
22. Pratilas, C.A., et al., *Genetic predictors of MEK dependence in non-small cell lung cancer.* Cancer Res, 2008. **68**(22): p. 9375-83.
23. Delprat, C. and M. Arico, *Blood spotlight on Langerhans cell histiocytosis.* Blood, 2014. **124**(6): p. 867-72.
24. Tiacci, E., et al., *BRAF mutations in hairy-cell leukemia.* N Engl J Med, 2011. **364**(24): p. 2305-15.
25. Tiacci, E., et al., *Targeting Mutant BRAF in Relapsed or Refractory Hairy-Cell Leukemia.* N Engl J Med, 2015.
26. Loughrey, M.B., et al., *Incorporation of somatic BRAF mutation testing into an algorithm for the investigation of hereditary non-polyposis colorectal cancer.* Fam Cancer, 2007. **6**(3): p. 301-10.
27. Long, G.V., et al., *Prognostic and clinicopathologic associations of oncogenic BRAF in metastatic melanoma.* J Clin Oncol, 2011. **29**(10): p. 1239-46.
28. El-Osta, H., et al., *BRAF mutations in advanced cancers: clinical characteristics and outcomes.* PLoS One, 2011. **6**(10): p. e25806.
29. Ikenoue, T., et al., *Functional analysis of mutations within the kinase activation segment of B-Raf in human colorectal tumors.* Cancer Res, 2003. **63**(23): p. 8132-7.
30. Wilhelm, S.M., et al., *BAY 43-9006 exhibits broad spectrum oral antitumor activity and targets the RAF/MEK/ERK pathway and receptor tyrosine kinases involved in tumor progression and angiogenesis.* Cancer Res, 2004. **64**(19): p. 7099-109.
31. Pollock, P.M., et al., *High frequency of BRAF mutations in nevi.* Nat Genet, 2003. **33**(1): p. 19-20.
32. Yazdi, A.S., et al., *Mutations of the BRAF gene in benign and malignant melanocytic lesions.* J Invest Dermatol, 2003. **121**(5): p. 1160-2.
33. Michaloglou, C., et al., *BRAFE600-associated senescence-like cell cycle arrest of human naevi.* Nature, 2005. **436**(7051): p. 720-4.
34. Sharpless, N.E. and R.A. DePinho, *Cancer: crime and punishment.* Nature, 2005. **436**(7051): p. 636-7.
35. Niihori, T., et al., *Germline KRAS and BRAF mutations in cardio-facio-cutaneous syndrome.* Nat Genet, 2006. **38**(3): p. 294-6.
36. Maldonado, J.L., et al., *Determinants of BRAF mutations in primary melanomas.* J Natl Cancer Inst, 2003. **95**(24): p. 1878-90.
37. Edwards, R.H., et al., *Absence of BRAF mutations in UV-protected mucosal melanomas.* J Med Genet, 2004. **41**(4): p. 270-2.
38. Curtin, J.A., et al., *Distinct sets of genetic alterations in melanoma.* N Engl J Med, 2005. **353**(20): p. 2135-47.
39. Daya-Grosjean, L., N. Dumaz, and A. Sarasin, *The specificity of p53 mutation spectra in sunlight induced human cancers.* J Photochem Photobiol B, 1995. **28**(2): p. 115-24.
40. Besaratinia, A. and G.P. Pfeifer, *Sunlight ultraviolet irradiation and BRAF V600 mutagenesis in human melanoma.* Hum Mutat, 2008. **29**(8): p. 983-91.
41. Albino, A.P., et al., *Transforming ras genes from human melanoma: a manifestation of tumour heterogeneity?* Nature, 1984. **308**(5954): p. 69-72.

42. Milagre, C., et al., *A mouse model of melanoma driven by oncogenic KRAS.* Cancer Res, 2010. **70**(13): p. 5549-57.
43. Dumaz, N., et al., *In melanoma, RAS mutations are accompanied by switching signaling from BRAF to CRAF and disrupted cyclic AMP signaling.* Cancer Res, 2006. **66**(19): p. 9483-91.
44. Tsao, H., et al., *Genetic interaction between NRAS and BRAF mutations and PTEN/MMAC1 inactivation in melanoma.* J Invest Dermatol, 2004. **122**(2): p. 337-41.
45. Maertens, O., et al., *Elucidating distinct roles for NF1 in melanomagenesis.* Cancer Discov, 2013. **3**(3): p. 338-49.
46. Devitt, B., et al., *Clinical outcome and pathological features associated with NRAS mutation in cutaneous melanoma.* Pigment Cell Melanoma Res, 2011. **24**(4): p. 666-72.
47. Furge, K.A., et al., *Suppression of Ras-mediated tumorigenicity and metastasis through inhibition of the Met receptor tyrosine kinase.* Proc Natl Acad Sci U S A, 2001. **98**(19): p. 10722-7.
48. Bardeesy, N., et al., *Role of epidermal growth factor receptor signaling in RAS-driven melanoma.* Mol Cell Biol, 2005. **25**(10): p. 4176-88.
49. Monsel, G., et al., *c-Kit mutants require hypoxia-inducible factor 1alpha to transform melanocytes.* Oncogene, 2010. **29**(2): p. 227-36.
50. Xia, J., et al., *A meta-analysis of somatic mutations from next generation sequencing of 241 melanomas: a road map for the study of genes with potential clinical relevance.* Mol Cancer Ther, 2014. **13**(7): p. 1918-28.
51. Curtin, J.A., et al., *Somatic activation of KIT in distinct subtypes of melanoma.* J Clin Oncol, 2006. **24**(26): p. 4340-6.
52. Van Raamsdonk, C.D., et al., *Mutations in GNA11 in uveal melanoma.* N Engl J Med, 2010. **363**(23): p. 2191-9.
53. Hughes, A.E., et al., *A gene for Waardenburg syndrome type 2 maps close to the human homologue of the microphthalmia gene at chromosome 3p12-p14.1.* Nat Genet, 1994. **7**(4): p. 509-12.
54. Tachibana, M., *Evidence to suggest that expression of MITF induces melanocyte differentiation and haploinsufficiency of MITF causes Waardenburg syndrome type 2A.* Pigment Cell Res, 1997. **10**(1-2): p. 25-33.
55. Haq, R. and D.E. Fisher, *Biology and clinical relevance of the micropthalmia family of transcription factors in human cancer.* J Clin Oncol, 2011. **29**(25): p. 3474-82.
56. Garraway, L.A., et al., *Integrative genomic analyses identify MITF as a lineage survival oncogene amplified in malignant melanoma.* Nature, 2005. **436**(7047): p. 117-22.
57. Wellbrock, C. and I. Arozarena, *Microphthalmia-associated transcription factor in melanoma development and MAP-kinase pathway targeted therapy.* Pigment Cell Melanoma Res, 2015. **28**(4): p. 390-406.
58. Bertolotto, C., et al., *A SUMOylation-defective MITF germline mutation predisposes to melanoma and renal carcinoma.* Nature, 2011. **480**(7375): p. 94-8.
59. Yokoyama, S., et al., *A novel recurrent mutation in MITF predisposes to familial and sporadic melanoma.* Nature, 2011. **480**(7375): p. 99-103.

60. Wu, M., et al., *c-Kit triggers dual phosphorylations, which couple activation and degradation of the essential melanocyte factor Mi.* Genes Dev, 2000. **14**(3): p. 301-12.
61. Hemesath, T.J., et al., *MAP kinase links the transcription factor Microphthalmia to c-Kit signalling in melanocytes.* Nature, 1998. **391**(6664): p. 298-301.
62. Wellbrock, C., et al., *Oncogenic BRAF regulates melanoma proliferation through the lineage specific factor MITF.* PLoS One, 2008. **3**(7): p. e2734.
63. Bertolotto, C., et al., *Microphthalmia gene product as a signal transducer in cAMP-induced differentiation of melanocytes.* J Cell Biol, 1998. **142**(3): p. 827-35.
64. Bentley, N.J., T. Eisen, and C.R. Goding, *Melanocyte-specific expression of the human tyrosinase promoter: activation by the microphthalmia gene product and role of the initiator.* Mol Cell Biol, 1994. **14**(12): p. 7996-8006.
65. Yasumoto, K., et al., *Microphthalmia-associated transcription factor as a regulator for melanocyte-specific transcription of the human tyrosinase gene.* Mol Cell Biol, 1994. **14**(12): p. 8058-70.
66. Hemesath, T.J., et al., *microphthalmia, a critical factor in melanocyte development, defines a discrete transcription factor family.* Genes Dev, 1994. **8**(22): p. 2770-80.
67. Mittal, D., et al., *New insights into cancer immunoediting and its three component phases--elimination, equilibrium and escape.* Curr Opin Immunol, 2014. **27**: p. 16-25.
68. Matsushita, H., et al., *Cancer exome analysis reveals a T-cell-dependent mechanism of cancer immunoediting.* Nature, 2012. **482**(7385): p. 400-4.
69. Schreiber, R.D., L.J. Old, and M.J. Smyth, *Cancer immunoediting: integrating immunity's roles in cancer suppression and promotion.* Science, 2011. **331**(6024): p. 1565-70.
70. Martin, J.M., et al., *Spontaneous regression of multiple melanocytic nevi after melanoma: report of 3 cases.* Am J Dermatopathol, 2014. **36**(11): p. e183-8.
71. Perez Ramirez, S., et al., *Metastatic melanoma with spontaneous regression, psoriasis and HLA-Cw6: case report and a hypothesis to explore.* Tumori, 2014. **100**(4): p. 144e-7e.
72. Bramhall, R.J., K. Mahady, and A.H. Peach, *Spontaneous regression of metastatic melanoma - clinical evidence of the abscopal effect.* Eur J Surg Oncol, 2014. **40**(1): p. 34-41.
73. Perez, S.A., et al., *CD4+CD25+ regulatory T-cell frequency in HER-2/neu (HER)-positive and HER-negative advanced-stage breast cancer patients.* Clin Cancer Res, 2007. **13**(9): p. 2714-21.
74. Palena, C. and J. Schlom, *Vaccines against human carcinomas: strategies to improve antitumor immune responses.* J Biomed Biotechnol, 2010. **2010**: p. 380697.
75. Topfer, K., et al., *Tumor evasion from T cell surveillance.* J Biomed Biotechnol, 2011. **2011**: p. 918471.
76. Leach, D.R., M.F. Krummel, and J.P. Allison, *Enhancement of antitumor immunity by CTLA-4 blockade.* Science, 1996. **271**(5256): p. 1734-6.
77. Hamanishi, J., et al., *Programmed cell death 1 ligand 1 and tumor-infiltrating CD8+ T lymphocytes are prognostic factors of human ovarian cancer.* Proc Natl Acad Sci U S A, 2007. **104**(9): p. 3360-5.

78. Gros, A., et al., *PD-1 identifies the patient-specific CD8(+) tumor-reactive repertoire infiltrating human tumors.* J Clin Invest, 2014. **124**(5): p. 2246-59.
79. Chen, D.S. and I. Mellman, *Oncology meets immunology: the cancer-immunity cycle.* Immunity, 2013. **39**(1): p. 1-10.
80. Zalaudek, I., G. Ferrara, and G. Argenziano, *Dermoscopy insights into nevogenesis: "Abtropfung" vs "Hochsteigerung".* Arch Dermatol, 2007. **143**(2): p. 284.
81. Seuradge, J.a.W., E., *Melanoma.* Mc Master Pathophysiology Review.
82. Bastian, B.C., *Understanding the progression of melanocytic neoplasia using genomic analysis: from fields to cancer.* Oncogene, 2003. **22**(20): p. 3081-6.
83. Bedrosian, I., et al., *Incidence of sentinel node metastasis in patients with thin primary melanoma (< or = 1 mm) with vertical growth phase.* Ann Surg Oncol, 2000. **7**(4): p. 262-7.
84. Satyamoorthy, K., et al., *Melanoma cell lines from different stages of progression and their biological and molecular analyses.* Melanoma Res, 1997. **7 Suppl 2**: p. S35-42.
85. Boukerche, H., et al., *A new Mr 55,000 surface protein implicated in melanoma progression: association with a metastatic phenotype.* Cancer Res, 2000. **60**(20): p. 5848-56.
86. Breslow, A., *Thickness, cross-sectional areas and depth of invasion in the prognosis of cutaneous melanoma.* Ann Surg, 1970. **172**(5): p. 902-8.
87. Clark, W.H., Jr. and M.C. Mihm, Jr., *Lentigo maligna and lentigo-maligna melanoma.* Am J Pathol, 1969. **55**(1): p. 39-67.
88. Cohen, L.M., *Lentigo maligna and lentigo maligna melanoma.* J Am Acad Dermatol, 1995. **33**(6): p. 923-36; quiz 937-40.
89. Conley, J., R. Lattes, and W. Orr, *Desmoplastic malignant melanoma (a rare variant of spindle cell melanoma).* Cancer, 1971. **28**(4): p. 914-36.
90. Su, L.D., et al., *Desmoplastic and neurotropic melanoma.* Cancer, 2004. **100**(3): p. 598-604.
91. Wharton, J.M., J.A. Carlson, and M.C. Mihm, Jr., *Desmoplastic malignant melanoma: diagnosis of early clinical lesions.* Hum Pathol, 1999. **30**(5): p. 537-42.
92. Chorny, J.A. and R.J. Barr, *S100-positive spindle cells in scars: a diagnostic pitfall in the re-excision of desmoplastic melanoma.* Am J Dermatopathol, 2002. **24**(4): p. 309-12.
93. MacKie, R.M., *Clinical recognition of early invasive malignant melanoma.* BMJ, 1990. **301**(6759): p. 1005-6.
94. Grob, J.J. and J.J. Bonerandi, *The 'ugly duckling' sign: identification of the common characteristics of nevi in an individual as a basis for melanoma screening.* Arch Dermatol, 1998. **134**(1): p. 103-4.
95. Duce, M., Patologia Quirurgica, 2004. **Editorial Elsevier**.
96. Day, C.L., Jr., et al., *Malignant melanoma. Prognostic significance of "microscopic satellites" in the reticular dermis and subcutaneous fat.* Ann Surg, 1981. **194**(1): p. 108-12.
97. Balch, C.M., et al., *Final version of 2009 AJCC melanoma staging and classification.* J Clin Oncol, 2009. **27**(36): p. 6199-206.

98. Leiter, U., et al., *Prognostic factors of thin cutaneous melanoma: an analysis of the central malignant melanoma registry of the german dermatological society.* J Clin Oncol, 2004. **22**(18): p. 3660-7.
99. Chang, C.K., et al., *Melanoma in the elderly patient.* Arch Surg, 2003. **138**(10): p. 1135-8.
100. Balch, C.M., et al., *Efficacy of an elective regional lymph node dissection of 1 to 4 mm thick melanomas for patients 60 years of age and younger.* Ann Surg, 1996. **224**(3): p. 255-63; discussion 263-6.
101. Schuchter, L., et al., *A prognostic model for predicting 10-year survival in patients with primary melanoma. The Pigmented Lesion Group.* Ann Intern Med, 1996. **125**(5): p. 369-75.
102. Shen, S., et al., *Characteristics and associations of high-mitotic-rate melanoma.* JAMA Dermatol, 2014. **150**(10): p. 1048-55.
103. Shaikh, L., et al., *The role of microsatellites as a prognostic factor in primary malignant melanoma.* Arch Dermatol, 2005. **141**(6): p. 739-42.
104. NCCN, *Melanoma NCCN Guidelines.* 2015(http://www.nccn.org/professionals/physician_gls/pdf/melanoma.pdf).
105. Platanias, L.C., *Mechanisms of type-I- and type-II-interferon-mediated signalling.* Nat Rev Immunol, 2005. **5**(5): p. 375-86.
106. Gutterman, J.U., *Cytokine therapeutics: lessons from interferon alpha.* Proc Natl Acad Sci U S A, 1994. **91**(4): p. 1198-205.
107. Creagan, E.T., et al., *Phase II study of low-dose recombinant leukocyte A interferon in disseminated malignant melanoma.* J Clin Oncol, 1984. **2**(9): p. 1002-5.
108. Creagan, E.T., et al., *Phase II study of recombinant leukocyte A interferon (rIFN-alpha A) in disseminated malignant melanoma.* Cancer, 1984. **54**(12): p. 2844-9.
109. Moschos, S.J., et al., *Neoadjuvant treatment of regional stage IIIB melanoma with high-dose interferon alfa-2b induces objective tumor regression in association with modulation of tumor infiltrating host cellular immune responses.* J Clin Oncol, 2006. **24**(19): p. 3164-71.
110. Sidky, Y.A. and E.C. Borden, *Inhibition of angiogenesis by interferons: effects on tumor- and lymphocyte-induced vascular responses.* Cancer Res, 1987. **47**(19): p. 5155-61.
111. Chawla-Sarkar, M., D.W. Leaman, and E.C. Borden, *Preferential induction of apoptosis by interferon (IFN)-beta compared with IFN-alpha2: correlation with TRAIL/Apo2L induction in melanoma cell lines.* Clin Cancer Res, 2001. **7**(6): p. 1821-31.
112. Kirkwood, J.M., et al., *Interferon alfa-2b adjuvant therapy of high-risk resected cutaneous melanoma: the Eastern Cooperative Oncology Group Trial EST 1684.* J Clin Oncol, 1996. **14**(1): p. 7-17.
113. Wheatley, K., et al., *Does adjuvant interferon-alpha for high-risk melanoma provide a worthwhile benefit? A meta-analysis of the randomised trials.* Cancer Treat Rev, 2003. **29**(4): p. 241-52.
114. Payne, M.J., et al., *Phase II pilot study of intravenous high-dose interferon with or without maintenance treatment in melanoma at high risk of recurrence.* J Clin Oncol, 2014. **32**(3): p. 185-90.

115. Pectasides, D., et al., *Randomized phase III study of 1 month versus 1 year of adjuvant high-dose interferon alfa-2b in patients with resected high-risk melanoma.* J Clin Oncol, 2009. **27**(6): p. 939-44.
116. Hancock, B., et al., *Adjuvant interferon therapy for melanoma.* J Clin Oncol, 2005. **23**(10): p. 2431; author reply 2431-2.
117. Wheatley, K., N.J. Ives, and P. Lorigan, *Does adjuvant vaccine therapy really have activity in malignant melanoma?* J Clin Oncol, 2007. **25**(29): p. 4693; author reply 4693-5.
118. Eggermont, A.M., et al., *Adjuvant therapy with pegylated interferon alfa-2b versus observation alone in resected stage III melanoma: final results of EORTC 18991, a randomised phase III trial.* Lancet, 2008. **372**(9633): p. 117-26.
119. Kirkwood, J.M., et al., *Does pegylated interferon alpha-2b confer additional benefit in the adjuvant treatment of high-risk melanoma?* Nat Clin Pract Oncol, 2009. **6**(2): p. 70-1.
120. Garbe, C., et al., *Systematic review of medical treatment in melanoma: current status and future prospects.* Oncologist, 2011. **16**(1): p. 5-24.
121. Kirkwood, J.M., et al., *High- and low-dose interferon alfa-2b in high-risk melanoma: first analysis of intergroup trial E1690/S9111/C9190.* J Clin Oncol, 2000. **18**(12): p. 2444-58.
122. Kirkwood, J.M., et al., *Immunogenicity and antitumor effects of vaccination with peptide vaccine+/-granulocyte-monocyte colony-stimulating factor and/or IFN-alpha2b in advanced metastatic melanoma: Eastern Cooperative Oncology Group Phase II Trial E1696.* Clin Cancer Res, 2009. **15**(4): p. 1443-51.
123. Eggermont, A.M., et al., *Adjuvant ipilimumab versus placebo after complete resection of high-risk stage III melanoma (EORTC 18071): a randomised, double-blind, phase 3 trial.* Lancet Oncol, 2015. **16**(5): p. 522-30.
124. Coit, D.G., et al., *Melanoma.* J Natl Compr Canc Netw, 2009. **7**(3): p. 250-75.
125. Lens, M.B. and T.G. Eisen, *Systemic chemotherapy in the treatment of malignant melanoma.* Expert Opin Pharmacother, 2003. **4**(12): p. 2205-11.
126. Patel, P.M., et al., *Extended schedule, escalated dose temozolomide versus dacarbazine in stage IV melanoma: final results of a randomised phase III study (EORTC 18032).* Eur J Cancer, 2011. **47**(10): p. 1476-83.
127. Avril, M.F., et al., *Fotemustine compared with dacarbazine in patients with disseminated malignant melanoma: a phase III study.* J Clin Oncol, 2004. **22**(6): p. 1118-25.
128. Agarwala, S., *Improving survival in patients with high-risk and metastatic melanoma: immunotherapy leads the way.* Am J Clin Dermatol, 2003. **4**(5): p. 333-46.
129. Atkins, M.B., *Cytokine-based therapy and biochemotherapy for advanced melanoma.* Clin Cancer Res, 2006. **12**(7 Pt 2): p. 2353s-2358s.
130. Keilholz, U., et al., *Recombinant interleukin-2-based treatments for advanced melanoma: the experience of the European Organization for Research and Treatment of Cancer Melanoma Cooperative Group.* Cancer J Sci Am, 1997. **3 Suppl 1**: p. S22-8.
131. Parkinson, D.R., et al., *Interleukin-2 therapy in patients with metastatic malignant melanoma: a phase II study.* J Clin Oncol, 1990. **8**(10): p. 1650-6.

132. Balmer, C.M., *Clinical use of biologic response modifiers in cancer treatment: an overview. Part II. Colony-stimulating factors and interleukin-2.* DICP, 1991. **25**(5): p. 490-8.
133. Schwartzentruber, D.J., et al., *gp100 peptide vaccine and interleukin-2 in patients with advanced melanoma.* N Engl J Med, 2011. **364**(22): p. 2119-27.
134. Schadendorf, D., et al., *Dacarbazine (DTIC) versus vaccination with autologous peptide-pulsed dendritic cells (DC) in first-line treatment of patients with metastatic melanoma: a randomized phase III trial of the DC study group of the DeCOG.* Ann Oncol, 2006. **17**(4): p. 563-70.
135. Andtbacka, R.H., et al., *Talimogene Laherparepvec Improves Durable Response Rate in Patients With Advanced Melanoma.* J Clin Oncol, 2015. **33**(25): p. 2780-8.
136. Ives, N.J., et al., *Chemotherapy compared with biochemotherapy for the treatment of metastatic melanoma: a meta-analysis of 18 trials involving 2,621 patients.* J Clin Oncol, 2007. **25**(34): p. 5426-34.
137. Eigentler, T.K., et al., *Palliative therapy of disseminated malignant melanoma: a systematic review of 41 randomised clinical trials.* Lancet Oncol, 2003. **4**(12): p. 748-59.
138. Couzin-Frankel, J., *Breakthrough of the year 2013. Cancer immunotherapy.* Science, 2013. **342**(6165): p. 1432-3.
139. Homet Moreno, B. and A. Ribas, *Anti-programmed cell death protein-1/ligand-1 therapy in different cancers.* Br J Cancer, 2015. **112**(9): p. 1421-7.
140. Pardoll, D.M., *The blockade of immune checkpoints in cancer immunotherapy.* Nat Rev Cancer, 2012. **12**(4): p. 252-64.
141. Linsley, P.S., et al., *Human B7-1 (CD80) and B7-2 (CD86) bind with similar avidities but distinct kinetics to CD28 and CTLA-4 receptors.* Immunity, 1994. **1**(9): p. 793-801.
142. Egen, J.G. and J.P. Allison, *Cytotoxic T lymphocyte antigen-4 accumulation in the immunological synapse is regulated by TCR signal strength.* Immunity, 2002. **16**(1): p. 23-35.
143. Riley, J.L., et al., *Modulation of TCR-induced transcriptional profiles by ligation of CD28, ICOS, and CTLA-4 receptors.* Proc Natl Acad Sci U S A, 2002. **99**(18): p. 11790-5.
144. Hodi, F.S., et al., *Improved survival with ipilimumab in patients with metastatic melanoma.* N Engl J Med, 2010. **363**(8): p. 711-23.
145. Robert, C., et al., *Ipilimumab plus dacarbazine for previously untreated metastatic melanoma.* N Engl J Med, 2011. **364**(26): p. 2517-26.
146. Wolchok, J.D., et al., *Guidelines for the evaluation of immune therapy activity in solid tumors: immune-related response criteria.* Clin Cancer Res, 2009. **15**(23): p. 7412-20.
147. Chiou, V.L. and M. Burotto, *Pseudoprogression and Immune-Related Response in Solid Tumors.* J Clin Oncol, 2015.
148. Taube, J.M., et al., *Colocalization of inflammatory response with B7-h1 expression in human melanocytic lesions supports an adaptive resistance mechanism of immune escape.* Sci Transl Med, 2012. **4**(127): p. 127ra37.
149. Ribas, A. and P.C. Tumeh, *The future of cancer therapy: selecting patients likely to respond to PD1/L1 blockade.* Clin Cancer Res, 2014. **20**(19): p. 4982-4.

150. Keir, M.E., et al., *Tissue expression of PD-L1 mediates peripheral T cell tolerance.* J Exp Med, 2006. **203**(4): p. 883-95.
151. Korman, A.J., K.S. Peggs, and J.P. Allison, *Checkpoint blockade in cancer immunotherapy.* Adv Immunol, 2006. **90**: p. 297-339.
152. Okazaki, T. and T. Honjo, *PD-1 and PD-1 ligands: from discovery to clinical application.* Int Immunol, 2007. **19**(7): p. 813-24.
153. Topalian, S.L., et al., *Safety, activity, and immune correlates of anti-PD-1 antibody in cancer.* N Engl J Med, 2012. **366**(26): p. 2443-54.
154. Hamid, O., et al., *Safety and tumor responses with lambrolizumab (anti-PD-1) in melanoma.* N Engl J Med, 2013. **369**(2): p. 134-44.
155. Ansell, S.M., et al., *PD-1 blockade with nivolumab in relapsed or refractory Hodgkin's lymphoma.* N Engl J Med, 2015. **372**(4): p. 311-9.
156. Garon, E.B., et al., *Pembrolizumab for the treatment of non-small-cell lung cancer.* N Engl J Med, 2015. **372**(21): p. 2018-28.
157. Ribas, A., et al., *Pembrolizumab versus investigator-choice chemotherapy for ipilimumab-refractory melanoma (KEYNOTE-002): a randomised, controlled, phase 2 trial.* Lancet Oncol, 2015. **16**(8): p. 908-18.
158. Robert, C., et al., *Pembrolizumab versus Ipilimumab in Advanced Melanoma.* N Engl J Med, 2015. **372**(26): p. 2521-32.
159. Weber, J.S., et al., *Nivolumab versus chemotherapy in patients with advanced melanoma who progressed after anti-CTLA-4 treatment (CheckMate 037): a randomised, controlled, open-label, phase 3 trial.* Lancet Oncol, 2015. **16**(4): p. 375-84.
160. Robert, C., et al., *Nivolumab in previously untreated melanoma without BRAF mutation.* N Engl J Med, 2015. **372**(4): p. 320-30.
161. Wolchok, J.D., et al., *Nivolumab plus ipilimumab in advanced melanoma.* N Engl J Med, 2013. **369**(2): p. 122-33.
162. Larkin, J., F.S. Hodi, and J.D. Wolchok, *Combined Nivolumab and Ipilimumab or Monotherapy in Untreated Melanoma.* N Engl J Med, 2015. **373**(13): p. 1270-1.
163. Rizvi, N.A., et al., *Cancer immunology. Mutational landscape determines sensitivity to PD-1 blockade in non-small cell lung cancer.* Science, 2015. **348**(6230): p. 124-8.
164. Snyder, A., et al., *Genetic basis for clinical response to CTLA-4 blockade in melanoma.* N Engl J Med, 2014. **371**(23): p. 2189-99.
165. Powles, T., et al., *MPDL3280A (anti-PD-L1) treatment leads to clinical activity in metastatic bladder cancer.* Nature, 2014. **515**(7528): p. 558-62.
166. Herbst, R.S., et al., *Predictive correlates of response to the anti-PD-L1 antibody MPDL3280A in cancer patients.* Nature, 2014. **515**(7528): p. 563-7.
167. Dudley, M.E. and S.A. Rosenberg, *Adoptive-cell-transfer therapy for the treatment of patients with cancer.* Nat Rev Cancer, 2003. **3**(9): p. 666-75.
168. Robbins, P.F., et al., *Tumor regression in patients with metastatic synovial cell sarcoma and melanoma using genetically engineered lymphocytes reactive with NY-ESO-1.* J Clin Oncol, 2011. **29**(7): p. 917-24.
169. Rosenberg, S.A. and N.P. Restifo, *Adoptive cell transfer as personalized immunotherapy for human cancer.* Science, 2015. **348**(6230): p. 62-8.
170. Chodon, T., et al., *Adoptive transfer of MART-1 T-cell receptor transgenic lymphocytes and dendritic cell vaccination in patients with metastatic melanoma.* Clin Cancer Res, 2014. **20**(9): p. 2457-65.

171. Porter, D.L., et al., *Chimeric antigen receptor T cells persist and induce sustained remissions in relapsed refractory chronic lymphocytic leukemia.* Sci Transl Med, 2015. **7**(303): p. 303ra139.
172. Maude, S.L., et al., *Chimeric antigen receptor T cells for sustained remissions in leukemia.* N Engl J Med, 2014. **371**(16): p. 1507-17.
173. Flaherty, K.T., et al., *Inhibition of mutated, activated BRAF in metastatic melanoma.* N Engl J Med, 2010. **363**(9): p. 809-19.
174. Swaika, A., J.A. Crozier, and R.W. Joseph, *Vemurafenib: an evidence-based review of its clinical utility in the treatment of metastatic melanoma.* Drug Des Devel Ther, 2014. **8**: p. 775-87.
175. Ribas, A., *BRIM-2: An open-label, multicenter phase II study of vemurafenib in previously treated patients with BRAF V600E mutation-positive metastatic melanoma.*. journal clinical oncology, 2011. **29**.
176. Sosman, J.A., et al., *Survival in BRAF V600-mutant advanced melanoma treated with vemurafenib.* N Engl J Med, 2012. **366**(8): p. 707-14.
177. Chapman, P.B., et al., *Improved survival with vemurafenib in melanoma with BRAF V600E mutation.* N Engl J Med, 2011. **364**(26): p. 2507-16.
178. McArthur, G.A., et al., *Safety and efficacy of vemurafenib in BRAF(V600E) and BRAF(V600K) mutation-positive melanoma (BRIM-3): extended follow-up of a phase 3, randomised, open-label study.* Lancet Oncol, 2014. **15**(3): p. 323-32.
179. Su, F., et al., *RAS mutations in cutaneous squamous-cell carcinomas in patients treated with BRAF inhibitors.* N Engl J Med, 2012. **366**(3): p. 207-15.
180. Falchook, G.S., et al., *Dabrafenib in patients with melanoma, untreated brain metastases, and other solid tumours: a phase 1 dose-escalation trial.* Lancet, 2012. **379**(9829): p. 1893-901.
181. Ascierto, P.A., et al., *Phase II trial (BREAK-2) of the BRAF inhibitor dabrafenib (GSK2118436) in patients with metastatic melanoma.* J Clin Oncol, 2013. **31**(26): p. 3205-11.
182. Hauschild, A., et al., *Dabrafenib in BRAF-mutated metastatic melanoma: a multicentre, open-label, phase 3 randomised controlled trial.* Lancet, 2012. **380**(9839): p. 358-65.
183. Long, G.V., et al., *Dabrafenib in patients with Val600Glu or Val600Lys BRAF-mutant melanoma metastatic to the brain (BREAK-MB): a multicentre, open-label, phase 2 trial.* Lancet Oncol, 2012. **13**(11): p. 1087-95.
184. Flaherty, K.T., et al., *Improved survival with MEK inhibition in BRAF-mutated melanoma.* N Engl J Med, 2012. **367**(2): p. 107-14.
185. Flaherty, K.T., et al., *Combined BRAF and MEK inhibition in melanoma with BRAF V600 mutations.* N Engl J Med, 2012. **367**(18): p. 1694-703.
186. Larkin, J., et al., *Combined vemurafenib and cobimetinib in BRAF-mutated melanoma.* N Engl J Med, 2014. **371**(20): p. 1867-76.
187. Nazarian, R., et al., *Melanomas acquire resistance to B-RAF(V600E) inhibition by RTK or N-RAS upregulation.* Nature, 2010. **468**(7326): p. 973-7.
188. Johannessen, C.M., et al., *COT drives resistance to RAF inhibition through MAP kinase pathway reactivation.* Nature, 2010. **468**(7326): p. 968-72.
189. Poulikakos, P.I., et al., *RAF inhibitor resistance is mediated by dimerization of aberrantly spliced BRAF(V600E).* Nature, 2011. **480**(7377): p. 387-90.

190. Shi, H., et al., *Melanoma whole-exome sequencing identifies (V600E)B-RAF amplification-mediated acquired B-RAF inhibitor resistance.* Nat Commun, 2012. **3**: p. 724.
191. Wagle, N., et al., *Dissecting therapeutic resistance to RAF inhibition in melanoma by tumor genomic profiling.* J Clin Oncol, 2011. **29**(22): p. 3085-96.
192. Straussman, R., et al., *Tumour micro-environment elicits innate resistance to RAF inhibitors through HGF secretion.* Nature, 2012. **487**(7408): p. 500-4.
193. Paraiso, K.H., et al., *PTEN loss confers BRAF inhibitor resistance to melanoma cells through the suppression of BIM expression.* Cancer Res, 2011. **71**(7): p. 2750-60.
194. Moriceau, G., et al., *Tunable-combinatorial mechanisms of acquired resistance limit the efficacy of BRAF/MEK cotargeting but result in melanoma drug addiction.* Cancer Cell, 2015. **27**(2): p. 240-56.
195. Kemper, K., et al., *Phenotype switching: tumor cell plasticity as a resistance mechanism and target for therapy.* Cancer Res, 2014. **74**(21): p. 5937-41.
196. Hu-Lieskovan, S., et al., *Combining targeted therapy with immunotherapy in BRAF-mutant melanoma: promise and challenges.* J Clin Oncol, 2014. **32**(21): p. 2248-54.
197. Sawyers, C.L., *Molecular studies in chronic myeloid leukemia patients treated with tyrosine kinase inhibitors.* Semin Hematol, 2001. **38**(3 Suppl 8): p. 15-21.
198. Delyon, J., M. Maio, and C. Lebbe, *The ipilimumab lesson in melanoma: achieving long-term survival.* Semin Oncol, 2015. **42**(3): p. 387-401.
199. Konieczkowski, D.J., et al., *A melanoma cell state distinction influences sensitivity to MAPK pathway inhibitors.* Cancer Discov, 2014. **4**(7): p. 816-27.
200. Muller, J., et al., *Low MITF/AXL ratio predicts early resistance to multiple targeted drugs in melanoma.* Nat Commun, 2014. **5**: p. 5712.
201. Ascierto, P.A., et al., *MEK162 for patients with advanced melanoma harbouring NRAS or Val600 BRAF mutations: a non-randomised, open-label phase 2 study.* Lancet Oncol, 2013. **14**(3): p. 249-56.
202. Falchook, G.S., et al., *Activity of the oral MEK inhibitor trametinib in patients with advanced melanoma: a phase 1 dose-escalation trial.* Lancet Oncol, 2012. **13**(8): p. 782-9.
203. von Euw, E., et al., *Antitumor effects of the investigational selective MEK inhibitor TAK733 against cutaneous and uveal melanoma cell lines.* Mol Cancer, 2012. **11**: p. 22.
204. Samatar, A.A. and P.I. Poulikakos, *Targeting RAS-ERK signalling in cancer: promises and challenges.* Nat Rev Drug Discov, 2014. **13**(12): p. 928-42.
205. valley, B., *Phase I dose-escalation, safety, pharmacokinetic and pharmacodynamic study of BVD-523 in patients with advanced malignancies.* 2014.
206. Genentech, *A dose-escaladion study of GDC-0994 in patients with locally advanced or metastatic solid tumors.*
207. Morris, E.J., et al., *Discovery of a novel ERK inhibitor with activity in models of acquired resistance to BRAF and MEK inhibitors.* Cancer Discov, 2013. **3**(7): p. 742-50.

208. Carlino, M.S., et al., *Differential activity of MEK and ERK inhibitors in BRAF inhibitor resistant melanoma.* Mol Oncol, 2014. **8**(3): p. 544-54.
209. Nissan, M.H., N. Rosen, and D.B. Solit, *ERK pathway inhibitors: how low should we go?* Cancer Discov, 2013. **3**(7): p. 719-21.
210. Heemskerk, B., P. Kvistborg, and T.N. Schumacher, *The cancer antigenome.* EMBO J, 2013. **32**(2): p. 194-203.
211. Jung, D. and F.W. Alt, *Unraveling V(D)J recombination; insights into gene regulation.* Cell, 2004. **116**(2): p. 299-311.
212. Nikolich-Zugich, J., M.K. Slifka, and I. Messaoudi, *The many important facets of T-cell repertoire diversity.* Nat Rev Immunol, 2004. **4**(2): p. 123-32.
213. Robins, H.S., et al., *Comprehensive assessment of T-cell receptor beta-chain diversity in alphabeta T cells.* Blood, 2009. **114**(19): p. 4099-107.
214. Ribas, A., et al., *Antitumor activity in melanoma and anti-self responses in a phase I trial with the anti-cytotoxic T lymphocyte-associated antigen 4 monoclonal antibody CP-675,206.* J Clin Oncol, 2005. **23**(35): p. 8968-77.
215. Camacho, L.H., et al., *Phase I/II trial of tremelimumab in patients with metastatic melanoma.* J Clin Oncol, 2009. **27**(7): p. 1075-81.
216. Kirkwood, J.M., et al., *Phase II trial of tremelimumab (CP-675,206) in patients with advanced refractory or relapsed melanoma.* Clin Cancer Res, 2010. **16**(3): p. 1042-8.
217. Ribas, A., et al., *Phase III randomized clinical trial comparing tremelimumab with standard-of-care chemotherapy in patients with advanced melanoma.* J Clin Oncol, 2013. **31**(5): p. 616-22.
218. Topalian, S.L., C.G. Drake, and D.M. Pardoll, *Targeting the PD-1/B7-H1(PD-L1) pathway to activate anti-tumor immunity.* Curr Opin Immunol, 2012. **24**(2): p. 207-12.
219. Robert, L., et al., *Distinct immunological mechanisms of CTLA-4 and PD-1 blockade revealed by analyzing TCR usage in blood lymphocytes.* Oncoimmunology, 2014. **3**: p. e29244.
220. Tumeh, P.C., et al., *PD-1 blockade induces responses by inhibiting adaptive immune resistance.* Nature, 2014. **515**(7528): p. 568-71.

FSC
www.fsc.org
MIX
Papier | Fördert
gute Waldnutzung
FSC® C083411

Kolibri 360 GmbH
Ferdinand-Jühlke-Straße 7
99095 Erfurt, Deutschland
produktsicherheit@kolibri360.de

Druck:
CPI Druckdienstleistungen GmbH
im Auftrag der
Kolibri 360 GmbH
Ferdinand-Jühlke-Str. 7
99095 Erfurt